肝病诊治一直是临床上的一个重要课题，其中尤以传染性肝炎流行最为广泛，威胁着人民的身体健康。为此，作者搜集古人治疗肝病的经验，结合临床要求，以及作者多年的治疗体会，编成本书。

全书分上、中、下三篇，上篇论述了肝病的生理、病理、诊断、治疗等问题；中篇论述了肝病的分类、肝病的辨证和临床经验；下篇附《西溪书屋夜话录》评讲一文，以作为学习王旭高治肝方法的参考，并且论及胆腑理论和临床用药等相关问题，前后互阅，相得益彰。

本书力求理论与实践相结合，以能解决临床实际问题为宗旨，可供临床医师参考。

刘渡舟
医书七种

王庆国　刘燕华　闫军堂　主　编

# 肝病证治概要

## 第 2 版

刘渡舟　程昭寰　编　著

人民卫生出版社
·北京·

**图书在版编目（CIP）数据**

肝病证治概要 / 刘渡舟，程昭寰编著. — 2版. —
北京：人民卫生出版社，2024.4
ISBN 978-7-117-36010-4

Ⅰ.①肝…　Ⅱ.①刘…　②程…　Ⅲ.①肝病（中医）−
中医治疗法　Ⅳ.①R256.4

中国国家版本馆 CIP 数据核字（2024）第 057963 号

| 人卫智网 | www.ipmph.com | 医学教育、学术、考试、健康， |
| | | 购书智慧智能综合服务平台 |
| 人卫官网 | www.pmph.com | 人卫官方资讯发布平台 |

刘渡舟医书七种
**肝病证治概要**
Liu Duzhou Yishu Qizhong
Ganbing Zhengzhi Gaiyao
第 2 版

**丛书主编：** 王庆国　刘燕华　闫军堂

**编　　著：** 刘渡舟　程昭寰

**出版发行：** 人民卫生出版社（中继线 010-59780011）

**地　　址：** 北京市朝阳区潘家园南里 19 号

**邮　　编：** 100021

**E - mail：** pmph @ pmph.com

**购书热线：** 010-59787592　010-59787584　010-65264830

**印　　刷：** 北京瑞禾彩色印刷有限公司

**经　　销：** 新华书店

**开　　本：** 710 × 1000　1/16　**印张：** 11

**字　　数：** 175 千字

**版　　次：** 2013 年 9 月第 1 版　　2024 年 4 月第 2 版

**印　　次：** 2024 年 5 月第 1 次印刷

**标准书号：** ISBN 978-7-117-36010-4

**定　　价：** 58.00 元

**打击盗版举报电话：** 010-59787491　**E-mail：** WQ @ pmph.com
**质量问题联系电话：** 010-59787234　**E-mail：** zhiliang @ pmph.com
**数字融合服务电话：** 4001118166　**E-mail：** zengzhi @ pmph.com

# 《刘渡舟医书七种》再版
# 编写委员会

主　编　王庆国　刘燕华　闫军堂

副主编　黄英华　刘晓倩　马小娜　李长香

编　委　(按姓氏笔画排序)

马小娜　马春雷　王东华　王庆国

王雪茜　白茹云　刘　敏　刘丹彤

刘晓倩　刘燕华　闫小翠　闫军堂

孙晓东　孙晓光　李　欣　李　浩

李长香　邱　浩　邹慧琴　张　欢

张　娜　张秀平　邵　奇　林连美

郑丰杰　郑宇屹　赵宇明　郝素梅

倪胜楼　徐鹏飞　黄英华　睢丛璐

# 《刘渡舟医书七种》再版
# 整理说明

  刘渡舟(1917—2001),北京中医药大学已故终身教授、"伤寒论"专业首批博士研究生导师,当代著名的中医学家、中医教育家。刘老行医、执教60余年,上溯岐黄之道,下逮诸家之说,力倡仲景之学,博采众长,学验宏富,形成了鲜明的学术思想和医疗风格,被誉为"伤寒泰斗""经方大家";其学术成就为中医同仁所公认,在中医学界享有盛誉。刘老以振兴中医、培育桃李为己任,在繁忙的医、教、研之余,坚持著书立说,笔耕不辍,培养后学。刘老一生著述颇丰,曾出版学术著作20余部,发表论文100余篇,为传承发扬中医药事业作出了杰出贡献。

  为了系统总结刘渡舟教授的学术思想和临证经验,我们精选了最能反映刘老"治伤寒、用经方、妙用药、精临证"的学术著作,经撰次整理,辑而成帙,名为《刘渡舟医书七种》,以飨读者。这7种代表性医书分别是《伤寒论十四讲》《伤寒论通俗讲话》《新编伤寒论类方》《经方临证指南》《肝病证治概要》《伤寒论诠解》《金匮要略诠解》。这些著作集中反映了刘老行医60余年的学术经验和心血结晶,贯彻了理论和实践相结合的方针。通过阅读刘老文稿,读者可窥其学术思想和临床经验之一斑,并有助于系统地掌握刘老的临证特色和诊治经验。编撰者也希望通过这些文字全面展示刘渡舟教授的成长经历和学术成就,将一代名家的人格品质、宝贵经验以及为中医药事业不屈不挠的奋斗精神传给后世,为中国医学史树起一座不朽的丰碑。

  《刘渡舟医书七种》于2013年首次出版后,由于学术质量上乘,密切联系临床,集中体现刘老学术精华,因而深受广大读者欢迎,反响良好,好评如潮。**本次修订再版主要做了以下几方面工作:①核对了原书中引用的古代医著和现代文献,并对引用有误和疏漏之处进行了更正;②对于原著中出现的文字、标点错误予以改正;③在尽量保持书稿原貌的前提下,对于文句不通顺、读之拗口之处,在不影响文字原意的前提下进行了润**

色;④原书中出现的古今字、异体字、繁体字等统一修改为现在通行的简化汉字,但是对于以往的病名、药名、计量单位等则未予改动,保持原貌。

总之,将刘老积累多年的著作、文章、讲稿等整理出版是名医工作室的重要工作之一,《刘渡舟医书七种》即是在燕京刘氏伤寒流派传承工作室(国家中医药管理局第一批全国中医学术流派传承工作室建设项目)、国医大师王庆国传承工作室,以及刘渡舟名家研究室(北京市中医管理局首批中医药"薪火传承3+3工程"室站建设项目)骨干成员的共同努力之下完成的。在此,谨向参与此次修订工作的各位同仁致以谢意。

第四届国医大师
燕京刘氏伤寒流派传承工作室负责人
刘渡舟名家研究室主任　　　　　　王庆国
北京中医药大学终身教授、博士研究生导师

2023 年 10 月

# 前 言

我们写的这本小册子叫《肝病证治概要》，专门论述肝病的治疗问题。肝病在临床中比其他四脏病都多，其证候表现极为复杂，如果不掌握它的生理、病理及其治疗规律，则很难取得疗效。

历代医家对肝病的研究是比较重视的，其中最杰出的当推清代王旭高的《西溪书屋夜话录》，因为他采撷诸家之长，并参以己意，推陈出新地写出了"治肝三十法"，为肝病的专科治疗树立了楷模。

目前，肝病仍是一个重要课题，其中尤以传染性肝炎流行最为广泛，威胁着群众的身体健康。为此，我们搜集古人治疗肝病的经验，结合临床的要求，以及我们的治疗体会，写出了《肝病证治概要》一书，作为治疗肝病的参考，聊尽我们的绵薄之力。

全书共分上、中、下三篇。上篇论述了肝病的生理、病理、诊断、治疗等问题；中篇论述了肝病的分类，肝病的辨证和临床经验；下篇附《〈西溪书屋夜话录〉评讲》一文，以作为学习王氏治肝方法的参考，并且论及胆腑理论和临床用药等相关问题，前后互阅，可相得益彰。本书力求理论与实践相结合，以能解决临床实际问题为宗旨。由于我们的知识有限，其中难免有错误之处，希望读者不吝教言，批评指正为幸。

编者识
1984 年 10 月

# 目　录

# 上篇　概论

　　肝胆理论是藏象学说的重要组成部分,是研究肝胆的生理、病理、诊断与治疗的一门科学。中医对肝胆的认识,早在《内经》中就有比较系统的论述,以后的《千金方》《中藏经》等著作又作了进一步的发挥。到了金元时代,朱丹溪提出"司疏泄者肝也",把肝脏看做是机体运行气血和新陈代谢的重要藏器,对肝的生理有了新的见解。明清以后,随着温病学的崛起,对肝的认识又深化了一步,尤其是叶天士养胃阴学说建立以后,并经过魏玉横、王旭高等人的共同努力,划清了肝阴、肝阳、肝气、肝血的发病范围和疏肝、养肝的治疗界限,从而大大丰富了肝病的辨证论治理论,使临床医生对肝脏的生理、病理、发病阶段、临床特点以及辨证论治等,有一定的规律可循,成为指导临床实践的主要依据。

### 一、肝在生命运动中的地位和生理特点

藏象学说是以五脏为中心,把脏腑与脏腑,脏腑与形体各器官组织,脏腑与外界环境联系为一个有机的统一整体的学说。五脏即是生命运动的重要物质——精、神、气、血的藏舍之地,也是生命运动的根本。如《灵枢·本脏》云:"五脏者,所以藏精神血气魂魄者也。"《灵枢·本神》亦云:"是故五脏主藏精者也,不可伤……"《灵枢·本脏》篇还进一步指出:"五脏者,所以参天地,副阴阳,而连四时,化五节者也。"因此,早在《内经》中就已经把五脏看做是整个生命现象和生理活动的中心。

心、肝、脾、肺、肾五脏,虽各有不同的生理功能,但它们之间既分工又合作,互相依赖,互相联系,构成一个有机整体,从而保证了机体正常的生命活动。肝在生命运动中的作用又如何呢?肝属足厥阴经,是一个多叶的脏器。足厥阴经脉循行分布最广,上至巅顶,下至足底,与胆、胃相连,与冲、任、督诸经脉相通;联系目、喉、舌、唇、胁、少腹、前阴、睾丸等部位;居于季胁,排列六经之末,位处水火之间,应春气而主生、升。这就充分说明了肝在人体生命活动中的重要作用。

肝为厥阴,中见少阳之化。"少阳"是指初生之阳,主持生发之气。因肝应春生之气,而配在东方。《难经》曰:"肝者,东方木也,木者春也。万物始生。"虽然这是取类比象的说法,但在一定程度上反映了肝的基本特性。另外,肝属厥阴。《素问·至真要大论》云:"帝曰:厥阴何也? 岐伯曰:两阴交尽也。"所谓交尽,意即阴之极尽的意思,阴之尽则阳之始,故又有一阳之气来复之机。因为厥阴与少阳相为表里,故《灵枢》云"肝为阴中之少阳"。为此,肝有阴阳体用之异。

"体柔用刚"是肝的另一生理特性。因为肝主藏血,肝赖血养,故云体柔,然肝气主疏泄,气为阳,故云用刚。且肝与胆为表里,内寄相火,是以肝体虽柔而其用则刚。肝之"体柔用刚"的特性,决定了肝的阴阳对立统一的关系,也只有在刚柔相济、血养其体、气资其用的前提下,肝才能调畅敷和而不病。

由于肝的生理特性不同于其他四脏,所以它在人体生命运动中也有其独自的特点。例如:

1. **肝主生发**　生发,是指生长和升发。自然界万物的生、长、壮、老、已的变化规律,都是先从春天生发之气开始的。《素问·四气调神大论》

说:"春三月,此谓发陈,天地俱生,万物以荣。"因为春天的阳气上升,促进了万物的欣欣向荣,人之于气交之中,也必须顺应这个规律,所以肝应春生之气,而主升发的作用,它是人的生命源泉和动力。林珮琴说:"凡上升之气,自肝而出。"(《类证治裁》)升降出入的运动规律,推动了脏腑气化,脏腑气化活动维持了升降出入的平衡协调,而整个脏腑气化活动则都借肝胆生发之气的鼓舞。沈金鳌说:"肝和则生气,发育万物,为诸脏之生化。"(《杂病源流犀烛》)由此可见,肝主生发之气是肝的重要生理功能。

2. 肝主疏泄　疏泄,意即肝有疏通排泄的作用。肝主疏泄主要表现在:①对血液循环的调节。由于肝具有藏血和调节血液的功能,故可根据人的不同活动情况,以调节血液的需求,如人活动时血液循行于诸经脉,人卧时血液内归于肝。血液或行或藏,亦由肝气的正常疏泄来实现。唐容川说:"肝经主其部分,故肝主藏血焉,至其所以能藏之故,则以肝属木,木气冲和条达,不致遏郁,则血脉得畅。"(《血证论》)②促进机体的新陈代谢。出入升降是机体代谢的基本形式。肝除了主生发功能外,还表现出对气机的调节作用。唐容川说:"木之性主于疏泄,食气入胃,全赖肝木之气以疏泄之,而水谷乃化。"(《血证论》)这里的疏泄又包括肝敷布阳和之气以运行全身的功能,如水谷精微慓悍行于脉外的"卫气",则充皮肤,肥腠理,司开合,温分肉以候外。故《灵枢·师传》云:"肝者,主为将,使之候外。"《甲乙经》也说:"五脏六腑……肝为之将。"说明肝具有抵御外侮的功能,而这一功能的产生是通过敷布卫气来实现的。又如水谷精微运行全身,或为营,或为卫,或为气,或为血,也需要肝气的疏泄协助脾气散精,从而"淫气于筋",以成"罢极之本"。另外,机体代谢过程中废物的排出,也是借肝气疏泄的作用,诸如水气潴留、痰浊内生、瘀血阻滞等证,在一定程度上也与肝失疏泄有关。《医阶辨证》谈到:肝气郁滞可使"六腑传化失常"。

3. 肝主运动　运动是生命存在的形式,举凡目视、足步、掌握、指摄以及肢体的各种运动,都与肝的功能有关。《素问·五运行大论》云:"肝……在天为风……其用为动。"肝之所以主运动,一方面是通过它所主的筋及筋膜以联系机体的骨干、关节、肌肉,形成肢体运动的主要关键,俗云"筋长则力大"。故肝主筋与筋膜,而为"罢极之本"。另一方面由于肝藏血,目得血而能视,足受血而能步,掌受血而能握,指受血而能摄,由此可见,肝血对机体的运动功能所起的作用是很重要的。

**4. 肝主藏魂** 中医认为,神是指人体的精神活动,魂则是神之用,藏于肝,故"随神往来者谓之魂"(《灵枢·本神》)。意思是说:由于魂藏于肝,借肝血之潜敛,则魂安不扰,随神以动,任物之昧,故依附于神,而主宰人的精神情志活动。

如上所述,肝在人的生命运动中不是一个简单的解剖学概念,而是具有生发、疏泄、运动、藏魂等特点的一个多能脏器。

必须指出的是,功能是物质存在的方式,物质是产生功能的基础。肝的物质与功能的关系反映于肝体与肝用的辩证统一之中。肝之血、阴谓之肝体,是资助肝用的物质基础;肝之气、阳谓之肝用,是对肝阴产生作用的必要条件,故肝的生理特点,古人称之为"体阴而用阳"。然阴阳两方必须保持对立的统一平衡,才能使肝气调畅而不病。

肝属五脏之一,其功能的发挥需要在他脏的作用下,才能得以实现。华岫云说:"故肝为风木之脏,因有相火内寄,体阴用阳,其性刚,主动主升,全赖肾水以涵之,血液以濡之,肺金清肃下降之令以平之,中宫敦阜之土气以培之,则刚劲之质得为柔和之体,遂其条达畅茂之性。"(《临证指南医案》)因此,我们不能离开其他脏腑孤立地去看待肝的生理作用,也就是说,必须从藏象学说的整体观念和对立统一规律之中,去看待肝在生命运动中的作用。

## 二、肝病的病变规律

肝病是指肝的生理功能失调所引起的一切病证的总称,它包括肝的功能和器质两方面的病变。中医认为,各种症状的出现,都可根据五脏所属来揭示五脏的生理、病理特点,而把握其生理、病理特点就可以掌握脏腑病的病变规律。例如:肝为风木之脏,主筋,凡有振掉、强急、抽搐、动乱、急迫等病象者,都属于肝;肝为将军之官,藏魂,在志为怒,凡情志改变中的郁怒等所致的病变都属于肝;肝藏血,凡血证因郁怒而起者都属于肝;肝位胁侧,凡胁下病变诸如疼痛、痞块等无不与肝有关;肝喜酸,凡泛酸嗳气皆属于肝;肝胆相连,凡口苦、睛黄、黄疸、视物有晕而模糊、惊狂等,都属于肝。凡此等等,把握了肝病的这些变化规律,并进而区别其中主次、标本关系,就可以触类旁通,活泼地掌握肝病的辨证论治。

然而应当看到,在疾病的发生发展过程中,病因是本,病症是标,辨证时"必伏其所主而先其所因",因此,认识肝病的病变规律,还应当从病因、脏腑经络的传变规律、病理特点等方面作进一步的探讨。现分述如下：

**(一)病因特性对肝脏发病的影响**

中医病因学说认为,病因的分类有内因、外因和不内外因,这种病因的分类法也适用于肝病的病因分类。尽管各种致病因素的性质不同,所表现的病证特点也因之而异,然皆有一定的规律可循。肝病的病因牵涉面广,病变也较复杂,但是,六淫中的"风淫",七情中的"怒"和情志抑郁,以及不内外因中的"酒毒""痰浊""瘀血""房室""外伤"等,与肝病的发生具有特异的关系,在辨证论治中极有参考价值。

**1. 六淫发病于肝**　风属阳邪,性主开泄,喜行而数变,然"风气通于肝",故"风气"为厥阴肝木之主气。《素问·六微旨大论》说:"厥阴之上,风气治之,中见少阳……所谓本也,本之下中之见也,见之下气之标也。"可见,厥阴以风木之气为本,故肝病可产生"肝风"之变。一般而言,肝风属内风范畴,因"风气通于肝",外风可因营卫空疏招致内客于肝,也有热极生风而内外相引者,但不管是内风,抑或是外风,或内外相引,都是表现为"善行数变",动摇振掉之病象。

其他五淫,如湿、热、燥、火、寒邪每多与风邪兼挟而发病于肝。例如:风火为患,可因风乘火势,火借风威,导致肝脏升发、疏泄、动摇太过而为病;寒与湿为患,凝敛黏腻兼挟风邪为其间,可牵引肝之升发、疏泄的功能而为病;"燥"为津液不足之象,有温燥、凉燥之分,风挟燥热则消灼津液,风挟凉燥则津液不布,无论是消灼津液,还是津液不布,都可导致肝的体用失调而为病。

**2. 七情致肝为病**　人的精神情志活动过度,可伤及相关的脏腑而发生各脏之病。如怒为肝志,其气刚暴,容易导致肝病。因怒则气血逆乱,而使肝失去疏泄条达之用。石念祖说:"人忿则全身气血颠倒,最易伤肝。"(《王氏医案绎注》)并且,气血逆乱以后,轻则"气盛而胸张"(《灵枢·论勇》),重则"血之与气,并走于上,则为大厥"(《素问·调经论》),表现为突然昏仆、不省人事的多种厥证。如果影响到藏血功能,还会表现为血溢于脉外诸证。如上逆则为呕血,下迫可为崩漏。若大怒气逆乘侮脾气,也可以出现完谷不化的飧泄之证。并且往往因气逆化火,导致肝魂不能戢敛而生怒狂之变。

由此,七情致病都会导致气机紊乱,影响血液失调。因此,悲、忧、恐等情志过度都可使肝为病。王孟英说:"肝主一身之里……七情之病必由肝起。"（《王孟英医案》）如"恐则气下"（《素问·举痛论》），因恐则气怯，气怯则下行，因而使肝的升发受到抑制；"悲则气消"（《素问·举痛论》），气消则使肝气内夺，可使肝魂不藏，所谓"肝悲哀动中则伤魂，魂伤则狂忘不精"者是矣；"惊则气乱"，气乱则神魂无主，可使肝胆之气内消，而产生惊悸与惊狂等证；"思则气结"，气结则肝气内郁，而使疏泄不利，多表现为饮食不思，胸胁胀满证。以上说明了怒可导致肝病，其他情志也能使肝气为病。因此，需要针对肝脏为病的特点，结合具体证候考虑问题。

**（二）肝病脏腑经络的传变规律**

人身脏腑居里，经络居表，经络是脏腑表里配属的纽带，脏腑是经络气血循环的根本。形骸五官关系脏腑所主，躯体部位则关系经络沟通。因此，脏腑经络是一个整体，并具有不同内涵的概念，它们具有不同的生理功能。

经络有"行血气，营阴阳"的生理作用，又是反映脏腑生理、病理变化于外的通路，因此，发病之初，经络脏腑可以相互影响，在发展过程中又可以相互传变。比如说，外因之疾多先发于体表，由经络而内传脏腑；内因之疾初起多先表现于内，由脏腑而外达于经脉（如表里同病则内外并重）。所以，在认识肝病变化规律的同时，不能离开脏腑经络的病理反应。下面就肝病的传变规律分别论述如下：

1. **经脏互传**　经脏互传是指脏及其所属经脉可以互为传变。既可先有经脉病变，而后传脏腑，也可先有脏腑病变，而后传经络。肝属厥阴，肝之脏病可以导致足厥阴经脉病，足厥阴经脉病也可以影响肝之脏病。如《伤寒论》厥阴篇第351条云（按赵本号码）："手足厥寒，脉细欲绝者，当归四逆汤主之。"此证为厥阴血虚而寒邪客于经脉，故用当归四逆汤滋血以温散经中寒邪。而第352条说："若其人内有久寒者，宜当归四逆加吴茱萸生姜汤主之。"这说明寒中于经与寒邪犯脏在治疗上有相同之处。又如第378条说："干呕，吐涎沫，头痛者，吴茱萸汤主之。"这一条就反映了肝脏有寒邪而又外及于经络的证候，而有互传的病变规律可循。因经脏互传，在内外出入之间，常可扰及所系属之五官（眼、耳、鼻、舌、口）、五体（皮、肉、筋、脉、骨）而发生病变。如"肝病者眦青"（《灵枢·五阅五使》）；"肝气热，则胆泄口苦筋膜干，筋膜干则筋急而挛，发为筋痿"（《素问·痿论》）。可以看出，这些病变的发生，实与"肝开窍于目""肝主筋"有内在的联系。

2. **经脉互传** 经脉互传是指本经病变不愈,传与另一经为病而言。如足厥阴经脉属肝,它的传变规律有手足两经相传(即肝传心包或心包传肝),有阴阳表里相传(肝传胆,或胆传肝)。《伤寒论》厥阴篇第 326 条说的"厥阴之为病,消渴,气上撞心,心中疼热……"就是足厥阴肝病上犯于手厥阴心包的一个证明。至于表里相传,是指厥阴与少阳相表里,少阳之邪若不从表外解,则易于内陷厥阴而为病,厥阴之邪内溃亦可从阴出阳而出现少阳证。所以,表里相传是肝病传变中的一种常见形式。

3. **肝病的传变特性** 肝,干也,其特性每以干犯他脏为能事,如上侮肺金,下竭肾阴,中伐脾胃,不一而足,其中以肝病传脾和肝病及胆,或肝胆同病,在临床上尤为常见。

应当指出,肝病传变并不是固定的模式,在传变过程中,常常受到多种因素的影响。如时令气候,"春善病鼽衄"(《素问·金匮真言论》);体质因素,"木形之人……其为人苍色……能春夏不能秋冬"(《灵枢·阴阳二十五人》);又如情绪突变,"五志内伤,故令不得以次相传"。凡此等等,说明了肝病传变与时令气候、体质因素及精神因素等影响是分不开的。

**(三)肝病的病理变化特点**

上面谈到,由于病因的特异性和病因中的阴阳偏盛关系,可使肝病依据经络脏腑的内外表里关系进行传变。如病进则由表入里,病退则由里达表,所以肝病在变化中有其一定的特点。

1. **肝病的基本矛盾在于体用失调** 肝属厥阴,厥阴为两阴交尽,一阳初生,故体阴而用阳,发病则以"体""用"失调为基本矛盾。并且,可因阴阳互相消长而出现阴阳挟杂之象。

肝为风木之脏,然木能生火而水又能生木,故肝木介于水上火下之间,发生两种不同的母子关系。若肝之阴阳失调,就会扰乱母子两脏的安全。所以,它既可挟水而动,也可挟火而动,使阴阳水火不得交济而为各种病证。

2. **气血病证是肝病的主要临床表现** 肝为多血少气之脏,病则血常不足,气反有余,"气有余便是火",火盛则更易耗血。而且气郁则血滞,所以在肝病的过程中,初起只涉及气分,若气分羁縻不愈,则入于血分。例如肝阳升发太过,则使气血上冲而病厥,若肝风上扰则见头目眩晕,或跳痛;如挟火热,则两目红赤胀痛、颊赤;又如涉及少阳之经,则两耳疼痛;若气病及血,可出现咯血、呕血;若肝血内虚,不能藏魂,则出现多梦易惊等症;若阳气升发不及,则清阳不易上升,而必见病起则头眩、痛而喜按、面色青白、两目眬眬无所见等症;若肝气不升,脾虚下陷,又可见洞泻肠鸣、嗜卧善恐等症;如肝阳化风,而风挟燥热,也可见到消渴善饥等症;此证若在妇科方面,更见于月经前期,经量为多,甚则发为崩漏之证;若因肝气郁抑,则见胁痛、脘闷、嗳气、太息;若内挟瘀血,则见腹内坚硬、月经愆期、腰腹疼痛等症;若气不疏泄,三焦不利,则小便不利。

### 三、肝病的诊断学特点

中医诊断学认为,从诊察疾病显现在各个方面的客观症状,可以帮助了解疾病的原因、性质及内在联系,从而为临床辨证提供依据。因此,我们在了解肝病的病变规律基础上,进一步掌握其诊断学特点,包括四诊观察和肝病特有症状的鉴别诊断,就会更好地掌握肝病的辨治。

#### (一)四诊对肝病的诊察

1. 望诊　以五色命脏,则青为肝色。临床可依据青色的明晦含露与所见部位,来分析肝病的寒热虚实和预后转归等变化。以常变而言,面色明润,隐含微青之色,为其常。《素问·五脏生成》所载"生于肝,如以缟裹绀",说明青色隐然内见,即是肝脏所见于外的正常色泽。若颜面青色而晦滞,毫无光泽,即为肝病之色,并且提示了病情危重,所以《素问·五脏生成》又说"青如草兹者死"。如青色显露不失明润,病虽较重,仍有较好的转归,故又说"青如翠羽者生"。可见诊察青色的晦暗、枯槁、显露,能够诊断肝病的轻重顺逆。以青色所见部位而言,如小儿两眉间(印堂)青色暴露,则为惊忤伤肝,或肝风易动之象;若面见青色或太阳穴部位见青筋的,则为急惊风预发之兆。余如目青多为风寒,唇青紫多为血瘀,唇吻反青、四肢爇爇者则为肝气已绝。若以兼色而论,如面色青兼白为挟寒或脱血;青而兼黑为痛甚;黑而枯瘦则为肝肾将败。在辨兼色时要分清主色和客色,乃是提高诊断水平的一个关键。

此外,根据"肝主筋""肝开窍于目""爪为筋之余"理论,观察目、筋、爪色泽的变化,也可以作为诊断依据。如肝风发动,目常眨眨;肝阴内亏则视物不明或雀盲;痉厥将作,目多上视或斜视;若目直视或正圆,则主病情危重;目青多风寒,目黄多瘀热,目赤多风热,目肿者系因风火交扇;目涩而痒者多病有虚风;爪甲枯槁提示肝热。甚则舌体的变化也可作为诊断肝病的依据,因足厥阴经脉络舌本,故凡见舌卷、强硬、短缩、萎缩,或伸出颤抖、歪斜不正等态,都与肝病有关。

更有意思的是,对机体外在的体形、动态、肢体运动状态及精神面貌的观察,也能为肝病诊断提供依据。如《灵枢·本脏》云:"青色小理者肝小,粗理者肝大,广胸反骹者肝高,合胁兔骹者肝下,胸胁好者肝坚,胁骨弱者肝脆,膺腹好相得者肝端正,胁骨偏举者肝偏倾也。"《灵枢》这一记载虽然还需要加以临床验证,但它说明中医的体检要求还是比较具体的,其目的就是为诊断疾病提供依据,当然精神状态的诊察则更为重要。所谓望神,是指观察病人精神意识的变化。古人说"得神者昌,失神者亡",说明望神的重要性。如肝病所致的昏迷,可见到循衣摸床、两手撮空等无意识举动。肝风内动的痫证,可见突然昏倒,不省人事,口吐涎沫,两目上视,四肢抽动,鼻息必鼾,或见精神烦躁与易怒等病证。由此可见,通过观察精神变化,判断肝脏阴阳气血盛衰的病态和预后,这对临床来说是有指导意义的。

2. 闻诊　病人语言、声音、气味的变化是疾病的客观反映。根据中医学肝"在音为角,在声为呼","肝为语"等有关理论,通过对语言、声音、气味的观察,可以帮助判断肝病寒热虚实的变化。如从声音高低不同可辨虚实。小儿阵发性惊呼,发音尖锐,惊恐,多为肝风之证;成人下利矢气,辟辟有声而粪色青者,亦多与肝风有关;盛怒之下,大声疾呼,多属肝实之候;时发太息,长声短叹,多属肝郁之候;如呃声高而短,响亮有力,或呕吐较猛,声音响亮有力,多属肝火冲逆之候;若呃声低而长,且微弱无力,有时则见于肝寒冲胃之变。若以语言变化而言,声高有力多为实热,狂言骂詈不避亲疏多系肝经实火所致;若语声低怯,或说话断续不接,或颠倒错乱,喋喋不休,喃喃不止的,又多属肝经虚热之证。

肝病患者的口气、汗气、排泄物等也有其特殊表现,如肝经之证易排泄酸腐臭恶等物,或小便臊臭特甚,或淋浊带下,臊臭特甚。无论口气、汗气,或二便的气味,只要嗅到酸或臊臭味,即可作为肝病的诊断依据。

3. 问诊　问诊是中医诊断学的一个重要方法。对肝病患者进行问诊,应在抓住肝的主证前提下,追询其自觉证候和病情喜恶,判断它是否与肝的发病有关。如以头痛为例:首先辨明病位究属何经,如头痛在巅顶部位,可以认定它是肝经的头痛,因为足厥阴肝经与督脉上会于巅,而肝之风木之气又有向上升发的作用,所以多与肝经风阳上冒有关。在此基础上应探索病情,肝风病中有无兼挟之邪,例如抽掣作痛的为风重;兼头胀的则多挟风热;痛如雀啄的多为风火;头顶压痛或首如帛裹则为风湿之邪;若寒湿头痛则喜热而恶凉;火燥头痛则喜凉而恶热;邪偏实者则巅顶胀痛不已而手不可近;正偏虚者则痛而喜按,且时作时止。通过以上的问诊所得,四诊合参,综合分析,作出正确的诊断也就不困难了。

　　**4. 脉诊**　脉诊是诊断肝病的主要手段之一,所以,重视脉象对肝病的诊察甚为重要。临床上要从脉的至数、形态、幅度等方面进行鉴别分析,以诊断具体病情。以常变而论,正常的肝脉是微弦,如《素问·玉机真脏论》所云"耎弱轻虚而滑,端直以长,故曰弦",是说脉来稳重,张力柔软,脉波滑利,反映了气血运行通畅,肝脏功能正常。至于肝病的脉象则是弦多胃少,如《素问·平人气象论》所云"病肝脉来,盈实而滑,如循长竿,曰肝病",是说弦脉虽滑而欠柔,脉体长而盈实,触指遒劲。然而,"其气来实而强,此谓太过,病在外","其气来不实而微,此谓不及,病在中"。至于肝病的真脏脉,是但弦无胃,只见强硬劲急,状如弓弦,毫无从容和缓之象,所谓"急益劲,如新张弓弦",预后大多不良。以部位而论,历代医家多数认为关部脉均候肝胆病变,一般左关候肝为主,故肝病左关脉弦。若右关脉弦,多为木克土,兼见腹痛腹泻、腹满胀大等症。如两手关部俱弦,或右盛于左,预示病情已进入严重阶段,病情加深。若以相兼脉象而论,弦数属热,弦迟为寒,弦细为肝血虚,弦细数为肝阴虚生热,弦大数为肝火盛,弦大为邪实,弦涩为血瘀,弦滑为风痰,弦而微浮为厥阴病欲解。凡此种种,弦脉兼见其他脉象,往往提示肝病兼有不同病候。

　　此外,腹诊在诊察肝病时也具有特殊意义,尤其在肝病发展至肝木横克脾土的阶段更为重要。一般来讲,肝病继发腹水,以手按其腹皮松软不坚者,多为脾虚不运而水湿停留之证。反之,腹皮紧张,按之坚而弹性,则多为气血水相凝结不散的实证。若腹中胀痛,以手按之腹中有块而固定不移,则多为积聚之变;若肝病而腹部反凹陷不起,以手按之而不柔和,则为肝之气血津液不足的反映。

　　**(二)肝病常见症状的鉴别诊断**

　　由于肝病的病因病机复杂,反映于外在的症状也不尽相同,甚至是千姿百态,错综复杂的。如何在同中辨异,于异中求同,辨别疑似,分析准确,这就需要认真地进行鉴别诊断。

　　**1. 胁痛**　肝在人体的解剖部位居于右胁下而稍偏左,因足厥阴经属肝络胆,布于胁肋,故胁痛是肝病的特定症状,如"肝病者,两胁下痛引少腹"，"邪在肝,则两胁中痛"。证之临床,肝病患者多有胁痛一症,因此,对胁痛的鉴别诊断很有意义。

肝病胁痛的鉴别诊断,应着重辨别痛的性质和痛的部位。例如痛的性质有隐痛、胀痛、热痛、刺痛、坠痛、注痛及串痛等不同。一般来讲,隐痛即隐隐而痛,绵绵不休,痛时喜按喜揉,舌红少苔,脉见沉细或略数,这种情况多见于肝病病程较长的患者,其痛势往往因劳累诱发。张石顽云:"里虚而痛者,阴不足也。"(《张氏医通》)张景岳也说:"胸胁间隐隐作痛,此肝肾精虚。"(《景岳全书》)可见隐痛多属肝阴不足,或水不涵木所致。胀痛是指肝区既痛且胀,痛胀并作,病人多有胸脘部胀满不舒等症,宜从肝郁气滞与湿热壅滞两者进行鉴别;若见胸满不食,呕吐嗳气,或腹中胀满,多与肝气横逆,克犯脾胃有关;若见胃呆纳少,呕恶厌油等症,则因肝郁化热,湿热交蒸,疏泄不利为病,其舌苔多厚腻,脉多弦数或弦滑。热痛是指疼痛中有灼热感,可于虚实之中进行鉴别。实证痛剧,发病多急,常伴有烦躁易怒、头痛咽干、便干溲赤、舌赤脉数等症;虚证则隐隐作痛,发病缓慢,多见于久病之后,常伴有头晕失眠、口干低热、舌红苔少、脉细数等症。实者多为肝火所致,虚者多属肝肾不足而起。"注痛"是指肝病病人,自感右胁下或剑突下疼痛如有根基,固定不移,随体位变动,或饱餐后痛势加重而言;且常兼见皮肤甲错,面部有蟹爪纹理,舌紫脉涩等症。坠痛是指胁痛伴有沉重下坠感,往往久立痛增,平卧则痛减,喜揉喜按,兼见气短乏力,纳少便溏,脉虚舌淡等症,多为久病之后,肝木乘脾,脾气下陷所致。串痛是指痛无定处,攻冲上下,时发时止,发作多与情志波动有关,兼有嗳气、善太息、舌淡、脉弦等症。刺痛是指痛如针刺、固定不移,兼见舌青脉涩等症,多属血瘀,多为病久由气及血,气滞血瘀而成。亦有虫扰胁痛者,其部位以右胁及剑突为主,多兼有呕吐蛔虫,颜面发生虫斑,痛势有如顶撞感的症状。凡此种种,只要认真诊察则不难鉴别。总的来说,其鉴别重点应分清气、血、寒、热、虚、实。如偏气分的多实,偏血分的多瘀,亦有虚中挟实。如实证患者,误用香燥理气太过,则易向虚证转化,这些证候都是临床应当掌握的问题。至于胁痛部位,也有一侧或两侧之异;肝病胁痛虽然多以右胁为主,但肝失疏泄,两侧攻刺而痛,临床亦不少见。

应当指出的是,胁痛固然是肝病的常见症状,但不能一见胁痛即诊断为肝病,尤其应与风寒、痰饮等证所引起的胁痛相互鉴别。其要点在于:肝病胁痛往往有较明显的情志过度刺激等诱因。有情绪不稳定、性急易怒表现,且易引起脾胃方面的症状,如胁肋隐痛、腹满、纳呆、肠鸣、便泻、倦怠乏力等症。痰饮胁痛,其痛多满痛而胀,伴有咳吐痰涎,呼吸咳嗽则疼痛加剧。风寒胁痛,痛势阵发短暂,多伴有寒热往来、口苦、咽干、目眩等症。这些只要在临床上认真辨证分析,就不会发生误诊。

此外,胁胀也是肝病的常见症状,易与胁痛同时存在,痛而兼胀,或由胀而痛。所谓"肝壅、两胁满",说明胁胀多见于气滞。不过单纯胁胀的出现,多数在病的初期或后期阶段。肝病初起,胁胀多为胁痛的前驱症状,其程度可以上及胸膺,下连少腹,而以实证多见;肝病后期,由于久病正虚的缘故,胁痛解除后,往往遗留隐隐胁胀,多属虚中挟实,以血虚挟瘀尤为多见,这在临床上是很有诊断价值的。

2. 黄疸  黄疸的出现,多为湿热或寒湿内蕴而生。如湿热发黄的则为"阳黄",寒湿发黄的则称之为"阴黄"。肝病而有黄疸,是因肝胆互为表里,肝病若影响胆汁排泄功能失常时,则可发生黄疸。喻嘉言说:"胆之热汁满而溢出于外,以渐渗于经络,则身目俱黄。"(《寓意草》)肝病继发黄疸非单纯湿热所引起,还应注意与瘀血、寒湿、疫毒等因素有关。鉴别诊断:凡身目黄色鲜明、小便短少、色黄赤者为湿热黄疸,兼有心中懊侬、腹胀、便秘、舌红、苔黄腻、脉弦数为热重;兼见身热不扬、黄色滞晦、头身困重、脘痞腹胀、口淡不渴、苔黄厚腻、脉象濡缓者为湿重。若症见身黄、少腹硬满、小便不利、黄色兼黑、目青面黑,或心中如啖蒜齑状、额上黑、足下热、脉沉结等症,则为瘀血黄疸,多为瘀血湿热相合,阻滞肝胆所引发;肝病后期此证比较多见。寒湿发黄,每以脾阳不振,寒湿郁滞为主,多兼有纳少、脘闷、腹胀、大便不实等症。疫毒黄疸是肝病中最急剧的一个类型,多具有发病急、病势重的特点,常突然身黄,迅速加深,黄色如金,胸满气喘,高热烦渴,尿如柏汁,腹胀胁痛,神昏谵语,脉弦数或细数,舌红绛,苔黄燥,吐衄便血,或见斑疹,或见腹胀昏迷等症;病因为感受"天行疫疠"之气,热毒之邪化燥而劫伤肝血,或迫血动血,或内陷心包。总之,肝病发生的黄疸不可概以湿热、寒湿而论,因此,进行鉴别诊断实是提高辨证论治水平的关键。

3. 乏力  乏力是指肝病患者自觉四肢倦怠,周身无力,懒言少动的病象而言。因"肝为罢极之本",主一身筋脉及肢体的运动,所以肝病可以使机体耐受疲劳的能力减低,而显示体疲乏力的症状。经临床观察,肝病的任何阶段都可以出现疲劳和乏力的征象。其鉴别诊断之法,宜分清虚实两端:虚证有肝气虚、肝血虚、肝肾两虚之别;实证有气滞、血瘀、湿热蕴结之分。肝气虚者易见周身倦怠,肢体软弱,不耐劳作,动则气喘,心悸,自汗,易受外感。因肝主升发之气,若肝之生化不足,则脾胃运化功能受影响,四肢的运动、肌肉脏腑的营养受到限制,故呈现倦怠、乏力症状。黄元御云:"盖厥阴肝木,生于肾水而长于脾土,水土温和则肝木发荣,木静而风恬;水寒土湿,不能生长木气,则木郁而风生……而人之生气不足者十常八九,木气抑郁而不生,是以病也。"(《四圣心源》卷二)以上讲的是肝气、肝阳的生化功能不及之虚。若肝血虚的乏力,则多见头晕、视物昏花等症,并且下肢乏力,伴有似痛非痛、似麻非麻之感,甚或筋脉发生拘急。实证之气滞、血瘀、湿热蕴结,在病变中虽然可以互为因果,但在鉴别诊断上仍有区别:如气滞倦怠乏力,多伴有肢体酸胀,关节串痛,卧床休息反而加重,运动后则反稍轻的现象。此证多见于肝病初起,因肝气郁滞,血行不畅所致。血瘀倦怠无力,具有明显瘀血体征,且四肢酸痛,或伴低热等症。缘因肝血瘀而不行,筋脉失养所致。湿热乏力多伴见肢体沉重酸楚、头痛如裹、小便黄赤、或目黄身黄,多见于湿热蕴郁肝胆,肝疏泄失职,气血阻遏经脉,是以乏力。总之,肝病乏力不可一概责之于虚而妄投补剂,仍宜细心鉴别,才能提高临床疗效。

4. 头痛、眩晕　头痛、眩晕也是肝病的常见症状。因足厥阴肝经的经脉上络巅顶,故其头痛多以巅顶为甚。肝开窍于目,肝风又多上扰,故眩晕多为阴虚阳亢、下虚上实之证。两者常合并出现,也可以单独出现。头痛、眩晕同时存在,多见于肝热或肝阳上扰之证,兼有头之两侧太阳穴胀痛,眩晕如坐舟中,多为阳用过极,疏泄太过所致。当然,少数患者亦可因肝血或正气不足所引起,多兼见头顶痛甚、头晕眼花、心悸不寐等症。

肝病头痛要注意从肝郁、肝热、肝阳上亢、肝寒、肝火等方面进行鉴别诊断。其鉴别要点在于:肝郁头痛,多在一侧,因精神抑郁诱发或加重,兼见胸肋胀满、脉沉弦等症;肝风头痛,痛多在巅顶,伴头皮抽掣或有蚁行感;肝阳上亢头痛,痛多兼胀,伴有耳鸣目赤等症;肝寒头痛,虽多痛在巅顶,但多伴有呕吐稀涎、脉弦缓等;肝火头痛,痛势急剧,伴心烦目赤、口苦易怒等症。诚然,除肝病中常见头痛以外,他如内因之髓海空虚等,亦可引起头痛。

肝病眩晕,可参照肝病头痛进行鉴别,不过眩晕的出现比较容易见于肝风、肝阴(血)虚的患者。肝风引起的眩晕常由阴虚阳亢、风阳旋绕所致,必有抽掣、动摇之象;肝血不足的眩晕,多伴有面色苍白,心悸失眠,手足发麻之症。

5. **腹胀** 腹胀是指肝病患者出现脘腹胀满而言。因足厥阴肝经"循股阴入毛中,过阴器,抵小腹",故肝病腹胀以少腹胀满为多见。肝病腹胀亦有虚实之分,实证以肝经气血瘀阻,因而出现胀满之证。凡因气滞所致的腹胀,多以食后较甚,有明显的肠胃症状,肠鸣漉漉,矢气则腹胀较松;因瘀血所致的腹胀,则见腹皮脉络怒张、面色黯黑、唇色紫褐、肌肤甲错,反映了肝经瘀血而致经脉失养。至于肝肾阴虚之腹胀,属于虚证,可见面色晦滞,口燥咽干,腹部独大,叩之空空然不实,且逐渐积水。这种脾不健运,气聚水停的腹胀,也要分辨脾肾阳虚和湿热的孰轻孰重,兼脾肾阳虚者多见纳呆、便溏、肢冷、恶寒等症,兼湿热者多见脘胀撑急、烦热口苦、小便赤涩、大便秘结等症。

此外,有时也偶见腹痛、腹胀并存者,这在肝病中多见于气滞血瘀。《素问·骨空论》云:"胁络季胁,引少腹而痛胀。"妇人经带胎产亦不乏其例,与肝失疏泄有关。

6. **抽搐、囊缩** 抽搐是指四肢抽搐、拘急搐挛而言,囊缩是指阴囊缩入而论,两者皆为肝病的常见症状之一,多见于肝病的危重阶段。抽搐多因肝风内动所引起,由于"动风"的原因不一,抽搐的表现也不尽相同,如阴血亏虚,不能濡养筋脉的抽搐,可见手足拘急不宁,初起但见手指蠕动,严重时即成"痉厥",伴见手足心热甚于手足背,舌绛脉细数等阴虚表现;热盛动风,因热伤津液,筋脉失养,以致抽搐,多伴见抽搐有力、高热、口渴心烦、舌红、脉弦数等,如《素问·痿论》有云"肝气热……则筋急而挛"。至于囊缩一症,则有寒热之分,属于寒邪者,因寒主收引,使肝脉不利者有之;属于热邪者,因热伤津液,肝脉失润,而使囊缩。属于寒证则有寒象而舌苔黑滑有津;属热证者则有热象舌苔黑而且燥。然无论寒热何证,凡见到男子囊缩、女子乳缩的,皆为危重之候。

7. **善怒惊骇** 善怒是精神易躁喜怒,虽经劝说也不能自拔。惊骇是善怒的进一步发展,表现为惊惕骇怒,使精神不安。因肝藏魂,怒又为肝志,故善怒、惊骇皆为肝病的常见症状。《灵枢·本神》云:"肝气……实则怒。"肝不藏血,或热邪迫血妄行,以致魂无所君,故见惊骇。《素问·金匮真言论》说:"肝……其病发惊骇"。

以上所举仅是肝病的几个主要常见症状,在这里需要说明的是:①肝病常见症状的鉴别诊断具有一定特点,掌握它对提高临床诊治水平有一定作用;②中医对肝病的诊断是完全以藏象学说为依据的,所以不能把肝病孤立起来,应当和它所联系的各个脏腑加以有机的联系。如能掌握这两个基本精神,对肝病的诊断就庶几近之了。

### (三)气血辨证在肝病诊断中的意义

我们在前面谈到肝之"体"和"用"的问题,肝病辨证的入手处就是首先分辨气与血的矛盾问题,这是因为无论肝病的发展变化如何复杂,都离不开体、用平衡失调这个基本矛盾。因此,阴阳气血辨证比较能概括肝病的演变规律。

气血是构成人体的基本物质,是机体新陈代谢的源泉,而肝的生理功能,无论生发、疏泄、运动都是气血的生化和运动表现。因此,肝病的病理变化无不反映于气血的失调。朱丹溪说:"气血冲和,万病不生,一有怫郁,诸病生焉。"所以我们认为,气血辨证在肝病诊断中具有积极意义。

## 四、肝病的治疗原则

王旭高认为:"肝病最杂而治法最广。"后世医家治肝方法甚多,李冠仙订治肝十法,王旭高订治肝三十法,叶天士、黄宫绣、张山雷等对治肝均有独到见解。近代医家如秦伯未提出治肝十六法,岳美中则以补、泻、和三法统之。究之古代医家对治肝方法的分类,存在一个名异而实同或名似而义异的问题,名目繁多,反不切实用。近代医家虽结合临床进行了比较切合实用的分类,但亦未能取得统一意见,这对初学者来说易坠雾海,茫茫无所适从。我们认为应根据肝的生理特点、病变规律,掌握其治疗原则,才能执简驭繁,以应变于临床。肝病的治疗原则,概括大要可归纳为:

### (一)疏通气血,条达为要

肝喜条达而恶抑郁,郁则经气逆,郁久则血瘀,是以气病可致血病,血病亦可导致气病,所以,无论肝病的初中末任何一个阶段,疏通气血这个原则应贯彻其始终。《素问·至真要大论》云:"疏其血气,令其调达,而致和平。"李东垣作《脾胃论》十分注意疏运肝木,朱丹溪虽善用苦寒却妙于开郁,叶天士创通络法巧寓疏肝,凡此种种,皆贯彻"疏通气血"之旨于其中。这就说明治肝方法虽多,但掌握"疏气令调"的原则,使其达到炉火纯青的程度,是提高疗效的关键。

肝病者初伤在气,气机紊乱,继可化火动风,因而疏肝理气是其基本治法。叶天士说:"过郁者,宜辛宜凉,乘势达之为妥。"即便是郁从火化,使用时也应注意"用苦泄热而不损胃,用辛理气而不破气,用滑润濡燥涩而不滋腻。"(《临证指南医案·郁》)若郁久及血,气滞血瘀,疏肝理血亦有轻重之别,轻则疏气养血活血合用,重则理气活血化瘀同法。若瘀阻络脉,又宜和肝通络,宣通而不辛窜,化瘀而不峻猛。总之,用条达舒畅以复其自然生理之态。

### (二)体用结合,补泻适宜

补虚泻实是中医治则学说的核心。肝病治疗落实这一原则主要是指:补肝体之不足,泻肝用之有余。由于药物治疗是用药物五味之性去纠正脏腑阴阳气血之偏,从而达到恢复脏腑功能活动的目的,所以治疗肝病也必须根据"五味入胃""各归所喜"和"各有所喜攻"的理论,去纠正肝之"体""用"失调的基本矛盾,使其平衡,而达到治愈肝病的目的。

五味归经学说认为酸先入肝。古人提出"肝欲酸,急食酸以补之","肝苦急,急食甘以缓之","肝欲散,急食辛以散之,以辛补之,酸泻之"等原则。这里的酸、辛、甘是指药物的五味,"欲"和"苦"是指肝脏的性质,说明辛散、甘缓、酸收是调整和恢复肝的功能活动的原则。但要说明的是,对"酸以补之"与"酸泻之","辛以散之"与"以辛补之",应有一个正确的理解。"酸补"是指运用酸性药物补益肝体而言,后世的酸甘化阴即是;"酸泻"是指运用酸性药物收敛肝用太过而论。因此,两者一言其体,一论其用,皆从体用角度去调整基本矛盾。"辛补""辛散"也是这个意思,其中"辛补"是指助肝阳(气)之用,"辛散"是指疏泄肝气之太过。"木性条达,辛散则助用事之能,所以说是补;酸收则违犯其条达之性能,所以说是泻。"可见,五味补泻之用,皆以调整肝之体用矛盾为出发点。至于"甘缓"一法,是指甘缓以建立中气,使肝病不能传脾而论,缓肝之传变,如急躁善怒伤肝,运用甘缓的药物以建立中气,使中气健,则肝病可愈。故《难经》指出"损其肝者缓其中",仲景主张"益用甘味之药调之",都是从这个角度提出的。

肝有气血阴阳,肝之气血阴阳失调皆可导致肝病。因此,补肝之法,实为临床所不能偏废。历代有人执"肝有泻无补"之论,实是不当补而误补后的错误结论。黄宫绣说:"昔人云,肝无补,非无补也,实以肝气过强,则肝血不足,补之反为五脏害,故以无补为贵。讵知肝气不充,是犹木之体嫩不振而折甚易(肝气不充,犹木体软不振),非不用以山茱萸、杜仲、续断、鸡肉壮气等药以为之补,乌能以制夭折之势乎?肝血即竭,是犹木之鲜液而槁在即(肝血不足,犹木枯槁不荣),非不用以地黄、山药、枸杞以滋其水……其何以制干燥之害乎?"(《本草求真》)其实,临床上补肝气、养肝血也是常用的法则。

肝气横逆窜扰,或肝风内动冲逆,大都属于肝用太过,多为实证。治宜泻实,有平肝、镇肝、清肝、泻肝、化肝诸法之立,这都是根据《内经》"高者抑之""惊者平之""寒者热之"等原则发展而来,临床上运用恰当,效果尤佳。

但是,使用补泻法则的时候要掌握运用标准,不当补而补之,往往敛邪为害,不当泻而泻之,易犯"虚虚"之戒。尤在泾说:"盖脏病惟虚者受之,而实者不受,脏邪惟实则能传,而虚则不传,故治肝实者先实脾土,以杜滋蔓之祸;治肝虚者直补本宫,以防外侮之端。"(《金匮要略心典》)这就说明,补泻的运用必须恰到好处,才有益于治疗。

### (三)明辨标本,缓急有度

《景岳全书》说:"本为病之源,标为病之变。"病因为本,证候为标,肝病的发生也和其他疾病的发生一样,先有正气内虚,抵抗能力低下的内在因素,所谓"邪之所凑,其气必虚"。但在肝病的发生发展过程中,由于不同的阶段表现出不同的病症,因而标本可以互相转化,如肝阴不足、风阳内动,风阳之症为标,肝阴不足是本,但治疗时宜急则治标,必须先平肝潜阳以熄风阳,待风阳熄,再培补肝阴以疗其本。又比如肝病黄疸,湿热郁遏为标,肝疏泄失职是本,必须清利湿热,解毒退黄以治其标,待湿热解除后,再疏利肝气以治其本,当然必要时也可标本兼顾。若肝血不足,仅见头晕、心悸、不寐等症,病程较久,宜遵"缓则治本"的原则,滋补肝血,待肝血得充,则标证自解。由此可见,标本不辨则缓急难分,只有明辨标本,才能主次有序,治疗上泾渭分明。

### (四)整体治疗,疗养兼顾

肝病的病变虽然主要是肝功能失调,但因为五脏是一个整体,脏腑之间相互影响,因此,肝病可影响他脏,他脏有病亦可影响到肝,所以治疗肝病,不能见肝治肝,而应当"见肝之病,知肝传脾,当先实脾"(《金匮要略》),即是说应从整体出发,协调各脏腑功能,才能达到治肝目的。例如:水衰木无以生,地黄丸滋之;土衰木无以植,则参苓术草以培之;血虚有火,用丹栀逍遥散以清之;血虚无水,四物汤以养之;补火之法,下同乎肾;

泻火之法,上类乎心;等等,都是从整体出发而确立的,从而达到恢复肝功能的目的。

此外,调动机体自身的抗病机能也是很重要的措施,尤其是肝脏寓一阳生生之气,不适宜大量的苦寒攻伐克削药物,否则反损生阳之气,使病迁延难愈,若病去七八,即当停药以调养,所谓"必养必和,待其正气来复",这一点应引起临床医生的高度重视。

肝病多起于情志不遂,临床医生除用药物治疗外,还须言语开导以治其心,随机"辨病"以开其邪,才能达到事半功倍之效,所谓"心病还须心药医"者是也。

# 中篇 肝病证治规律

　　中医的辨证方法虽然多种多样,但是都以脏腑经络、营卫气血为辨证基础。然而,由于脏腑的各自特点不同,以及发病的原因各异,从而决定了不同的辨证方法。其中值得一提的是,气血与肝脏的关系十分重要。因肝主藏血,气主疏泄,故肝病的证治规律应以气血的病理变化为蒿矢。且肝以血为体,以气为用;肝主藏血,故肝得血而气始柔,如肝不得血养,则肝气无偶,势必横逆而为病。识其理者,则养血以疏肝,用血以治气;昧其理者,惟知疏气而不知养血,则肝病难愈矣。为了说明问题起见,现将肝病的证治规律逐一分述如下,以资临床参考。

# 第一章　肝气郁结证治

肝司疏泄,气以条达为顺,一有抑郁,则气郁为病。大凡肝病初起,在经在气,故先见肝气郁结之证。

郁结,是指气机壅滞不利而言。戴思恭曾下了一个定义:"郁者,结聚而不得发越也,当升者不得升,当降者不得降,当变化者不得变化也。"(《金匮钩玄·六郁》)肝脏本是生机勃勃,主生主升,一旦气机郁结,就会使生、升失司,从而表现出肝气郁结的证候。

中医有"五郁""六郁"等说,而与肝郁的概念有别。《内经》分木、火、土、金、水五行之郁,由于五行相因,五郁先始于木郁;朱丹溪立气、血、湿、痰、火、食六郁之论,然六郁互变,也先始于气郁。因此,五郁、六郁与肝郁名虽有异,但实质上有其内在联系,故前人有"万病不离于郁,诸郁皆属于肝"之说。

正因为肝为多气易郁之脏,肝郁先始于气,所以,肝病的发病规律,不论是外来之邪,或内生之病(包括肝炎在内),首先表现的证候就是气机不条达,疏泄失常的病证。现具体叙述如下:

## 一、肝气抑郁

症状:胸胁发闷,甚则胀痛,不欲饮食,善太息,面色发青,神情默默,舌苔薄白,脉弦。

证候分析:肝气郁结,疏泄不利,则胸胁发闷与胀痛;肝气郁则使脾胃不和,故不欲饮食;气郁胸脘,故欲太息以伸其气,气得舒则胀闷减。反映于色则面青,反映于神则神情默默,反映于脉则脉弦。

治法:疏肝理气解郁。

方药:**柴胡疏肝汤。**

柴胡 12 克,白芍 6 克,枳壳 6 克,茯苓 10 克,香附 10 克,郁金 10 克。

方义:方中以柴胡疏肝,白芍平肝,两药相合,以治肝气之郁;枳壳利气下行,郁金、香附解郁以开胸脘之满,茯苓善治结气而利三焦水湿,共奏疏肝理气解郁之功。

肝气抑郁始于气分,多见胸胁胀满,甚则刺痛,时欲太息,苔白,脉弦等症;因气机郁结,不达于四肢,从而表现四肢逆冷。《伤寒论》少阴篇曰:"少阴病四逆,其人或咳,或悸,或小便不利,或腹中痛,或泄利下重者,四逆散主之。"四逆散所治"四肢厥逆",明显是阳郁不伸所致。李士材说:"此证虽云四逆,必不甚冷,或指头微温,或脉不沉微,乃阴中涵阳之证。惟气不宣通,是以逆冷……"四逆散配伍严谨,深有法度,以枳实之降,散郁热而理脾滞;以柴胡之升,疏肝木而促阳邪外泄,辅以白芍酸收,甘草甘缓,于平调升降之中而寓酸甘化阴之法。药取等量,不偏不倚,免矫枉过正之嫌。柴胡疏肝散虽出自《医学统旨》,但实是从四逆散中衍化而来。应当指出的是,肝气郁结而表现阳气不得宣通,是临床上常见的情况,不要被"肢厥"假象所惑而误认为阳虚,他如面青、舌苔白、神情默默等气郁不伸之症,皆有鉴别的意义。

【案例】

诊得六脉举之有似沉细,按之数大有力,察其面青肢冷,爪甲鲜红,此火极似水,真阳证也。暂拟四逆散一服,继用大剂寒凉为合法也。

春柴胡 12 克,赤芍 6 克,麸炒枳实 3 克,甘草 3 克。(《伤寒论语释》)

【按语】

脉似沉细,面青肢冷,貌似阳虚,但脉按之数大有力,爪甲鲜红,显属"真阳证",然大别于"戴阳""格阳"之证,全从"面青肢冷"语出,乃阳郁不伸故也。

## 二、肝郁挟痰

症状:眩晕,胸痹壅窒,咳痰,嗳气或呕逆,舌苔厚腻,舌质或红或淡,脉弦略滑。

证候分析:肝气郁滞,胸痹窒壅。气郁后脾失运化而痰生,痰浊上蒙清阳,故头目眩晕。胃本主降浊,肝木犯胃,胃失和降,是以兼见嗳气或呕逆。若从热化,则苔厚腻而黄,若从寒化,则见厚腻白苔;脉弦滑,是肝郁挟痰之明征。

治法:疏肝理气化痰。

方药:**理郁导痰汤**。

柴胡 10 克,香附 10 克,青皮 10 克,白术 12 克,天麻 10 克,半夏 12 克,茯苓 15 克,陈皮 10 克,甘草 6 克。

加减法:兼热者加竹沥、姜汁、贝母;兼寒者加桂枝、细辛、生姜;肝风头痛加钩藤、菊花;中气虚者加人参。

方义:方中以柴胡、香附、青皮疏肝理气,以二陈汤和胃化痰。诚如《临证指南医案》所说:"痰多者必理阳明","治痰须健中"。故加白术以健运中州,中州健则运化水湿;加天麻以熄风缓晕,恰合肝郁痰阻病机。

【案例】

刘某,女,34岁,1976年8月初诊。主诉:头晕胸闷,太息心烦,咳痰短气,情怀抑郁,常忽忽不知所苦。舌淡红,苔白腻,脉弦滑。

辨为气郁挟痰之证,仿理郁导痰汤加全瓜蒌9克、杏仁6克。

服药3剂,心胸开朗。继服12剂,病告痊愈。

【按语】

痰气交阻,气结痰凝而阻碍气机。论治着重疏肝理气,佐以化痰,只有肝郁得伸,气机调畅,痰自不凝,切不可见痰治痰,反生他变。

应当指出:权衡气郁与痰阻孰轻孰重,是治疗肝郁挟痰证很重要的一环。治气有疏气、降气、顺气、补气之分,因气郁于肝,治宜疏气为主。治痰亦有化痰、涤痰、消痰之别,因脾为生痰之源,故治痰须健中。肝郁挟痰之证,重点在疏肝理气,佐以化痰,只有气顺,方可湿自化而痰自消。

## 三、肝郁挟热

症状:胸胁胀满而痛,胃脘痞塞,嗳气,嗳则少宽,口苦,咽干,心烦,目眩,舌质红,苔黄白相间,脉弦细而数。

证候分析:肝气郁结,易挟热而病。高鼓峰指出:"气不舒则郁而为热。"其胸胁胀满而痛,乃肝郁之证;郁而犯胃,则胃脘痞塞、嗳气,嗳则少宽。挟热则口苦、咽干、心烦;木火上犯则目眩。湿热兼见则苔黄白相间;脉弦细而数,为肝郁化热之象。

治法:轻清宣泄。

方药:加味四逆散。

柴胡10克,枳壳10克,白芍10克,甘草6克,炒山栀10克,菊花10克,桑叶10克。

方义:肝郁气滞,有化热化火之别,轻重之异。方中以四逆散疏肝宣通气郁,菊花、桑叶清宣郁热,山栀泄三焦郁火,清胸膈懊恼烦热。全方配伍,共奏轻清宣泄之效。

【案例】

王某,男,48岁,工人。食欲倦乏,肝区疼痛一年余,经传染病院诊为无黄疸性肝炎,屡用中西药物治疗,效果不显。就诊时见:胁痛隐隐,胀闷,神疲乏力,动则尤甚,胃纳不佳,眠可,便调,舌色暗,苔根黄腻,脉弦细。

辨证为肝郁化热,入络而瘀;治宜轻宣郁热,佐以通络。

方选加味四逆散,加僵蚕9克,丝瓜络12克,佛手片6克,薏仁15克,谷麦芽各30克。

连服15剂,纳谷转佳。续服15剂,胁痛已瘥。守方加山药、黄精为丸,巩固疗效。半年后复查,病告痊愈。

【按语】

肝郁化热,仍以治郁为主,既不同于肝火燔灼之证,也有别于热入血室之证,故宜轻透解郁,勿蹈病轻药重之非。本案病程虽达年余,但郁热不除的矛盾不解,只守轻泄,略佐僵蚕、丝瓜络,透中有通,故取效较著。

## 四、肝郁挟寒

症状:胸胁胀痛,右胁痞肿,纳差,舌淡苔白润,脉左关弦迟。

证候分析:肝气郁滞,故胸胁胀痛;气病及血,故右胁痞肿(腹诊可见肿大)。肝不疏泄,故胃呆纳差。舌淡苔白润,说明伤阴之象不显露。脉左关弦迟,左关候肝,弦主肝病,迟主寒凝,结合舌苔分析,可见气郁挟寒之证。

治法:化解肝郁,佐以温通。

方药:**加味抑肝散**。

当归9克,川芎6克,桑钩藤10克,柴胡9克,白术9克,茯苓9克,法半夏9克,橘红6克,炙甘草4.5克。水煎服。

方义:本方系王肯堂《证治准绳》方,后人加入了半夏、橘红。方中以钩藤平肝木,治手足拘挛;当归养肝血,川芎疏气血,与柴胡、甘草、钩藤配伍,具有解肝郁而达养血熄风之妙;茯苓、白术消胃中之水饮;橘红、半夏理气化痰。诸药和合,对肝阳不足,疏泄不及所致肝郁挟寒诸症,均有较好效果。

【案例】

宋某,女性,56岁,干部。自1956年起患慢性肝炎,肝区胀痛,肝功能不正常,肝大4～8厘米,17年来屡治未效,于1972年8月来诊。切其脉左关浮弦,视其舌苔白润,舌边不红绛,是肝阳虚衰之候,以致寒湿凝滞于肝脏,不能自行化解。而前者又多服苦寒解毒之药,不仅泛而无当,不中病情,反而寒凉助长寒湿,故使肝大久久不愈。又肝为血脏,有瘀血久积,以致肝大者甚多,投以活血化瘀则逐渐缓解而消,但此证脉不涩,舌边不紫绛,胁无刺痛感,瘀血证不具,投祛瘀药亦无的放矢。既属肝阳虚,治宜用逍遥散加味,但嫌方中芍药微寒性阴有碍阳虚,不如抑肝散以川芎易白芍,有化解肝郁之作用,因投予加味抑肝散作汤用。

处方:当归身9克,川芎片6克,双钩藤9克,北柴胡9克,白术片9克,云茯苓9克,清半夏9克,广橘红6克,炙甘草4.5克。水煎服。

患者服药27剂后,症状好转,肝肿大见缩小,又按原方续服20剂,肝功能恢复正常,肝脏已不肿大。……(《岳美中医案集·加味抑肝散治疗慢性肝炎》)

【按语】

加味抑肝散亦是从四逆散演变而成,与逍遥散有异曲同工之美。本方系逍遥散去生姜、薄荷,以川芎易白芍加钩藤而成。因为白芍微寒性阴而于阳虚有碍,故去而不用。加川芎活血行气,后世加入半夏辛燥化痰,陈皮理气,全方作用仍重在化解肝郁,宜于肝郁挟寒之证。其既与用治肝郁脾虚血少的逍遥散不同,也与用治肝寒气滞的暖肝煎有别,临床应加以鉴别运用。余曾遇一慢性肝炎患者夏某,工人,31岁,患慢性肝炎已达七年,肝肿大百治不除,屡用苦寒清热解毒、活血化瘀诸法,愈治愈剧,诊时见其伴有肢冷、纳差、便溏,改投加味抑肝散,竟卅剂而告痊愈。

## 五、肝郁挟食

症状:胸胁胀满疼痛,稍食则胀甚,伴有嗳腐吞酸、噫食臭味、时欲吐,舌苔黄腐,脉弦滑。

证候分析:"饮食自倍,肠胃乃伤。"肝郁患者多见脾胃运化不良,故稍进食即可停滞不化。肝郁气滞,气滞则脾呆,脾呆则不运,是以胸胁满痛,稍食即甚。挟食则嗳腐吞酸,干噫食臭;胃气失于和降,故时欲作吐;苔黄腐为食滞不化之证,脉弦滑为气郁食滞之象。

治法:疏肝理气,消食导滞。

方药:**柴平汤加味。**

柴胡10克,半夏10克,黄芩10克,甘草6克,厚朴10克,陈皮10克,苍术12克,生姜6克,焦楂曲各10克,党参10克,大枣5枚。

方义:柴平汤原载《内经拾遗方论》,用治温疟,一身痛重,寒多热少,脉濡之症。我们根据"疟发少阳",少阳多郁,湿困脾运,停食而滞的病机,借用本方治疗肝郁挟食之症,亦颇有疗效。方中以小柴胡汤疏肝解郁,和解表里;用楂曲平胃散以消食导滞,对于脾虚不运,湿遏食停,颇切病机;尤其苍术燥湿醒脾,为本方治疗食停的关键。只有气机流通,脾湿得运,气郁食停之证才得以解除。

【案例】

刘某,女,28岁,农民。正值经行,与其夫争吵,遂常欲叹息,竟不顾行经,入水中作业,致使每次行经之际,先寒后热,寒多热少,有如疟状,伴脘腹胀满,纳呆倦怠,稍食则嗳腐吞酸,经色清黑如水,诊脉濡,察苔厚腻。

遂投柴平汤加味,每月经行服 3~5 剂,两月而瘥。

【按语】

本案先起于郁,继则脾湿不化,经行入水而寒湿外犯,颇切肝郁挟食病机,投柴平汤获效。

## 六、肝郁挟湿

症状:胁肋胀满,四肢沉重,食欲不振,口腻不渴,时呕恶,腹肿面黄,舌苔白腻,脉濡。

证候分析:肝在一身之里,气郁之后,则使脾运不化,湿从内生。因为气郁,故胁肋胀满;由于湿阻,则四肢沉重,口腻不渴。脾虚则腹肿面黄,食欲不振;胃失和降,则时时泛恶。

治法:疏肝理脾,理气化湿。

方药:**加减外台茯苓饮。**

党参 15 克,茯苓 15 克,当归 10 克,白芍 10 克,苍白术各 10 克,乌梅 10 克,木瓜 10 克,青皮 10 克,柴胡 6 克。

方义:外台茯苓饮原载《金匮要略》,临床上经过加减变化,用治肝郁挟湿之证。方中以参、茯、术健脾化湿,归芍养血调肝,木瓜味酸敛肝之阴,柴胡疏利肝气。此方补中有疏,敛中有泄,尤其柴胡用量较轻,以升发阳气,从而能使郁解湿除。

肝体阴用阳,喜条达而恶抑郁,一旦肝木失于条达,肝气郁结,必然影响人体脏腑经络而产生各种病症,诚如朱丹溪所说"气血冲和,万病不生,一有怫郁,诸病生焉"。怫郁可因七情过度伤肝所致,故前人有"郁不离肝"之说。

## 小结

本章所讨论的肝郁,是指肝疏泄不及,郁在本脏为主。因肝病先始于气分,故肝病则气必郁。尽管郁不寓肝,但是因为气机阻滞,可进一步使诸郁相互转化,诸如前人所述:气郁则湿郁,湿郁则热郁,热郁则痰郁,痰郁则血郁,血郁则食郁。但对于前人这种相因为病的格局,宜当活看。因此,我们在叙述肝郁的前提下,有所侧重地对挟寒、挟热、挟湿、挟痰、挟食等兼证进行了辨证分析,证诸临床,还是有其实际意义的。

应当指出,辨治肝郁要着重明气血、辨虚实。赵羽皇曾说:"而肝木之所以郁,其说有二:一为土虚不能升木也,一为血少不能养肝也。盖肝为木气,全赖土以滋培,水以灌溉。若中土虚,则木不升而郁;阴血少,则肝不滋而枯。"(《医宗金鉴·删补名医方论》)这里谈的是肝疏泄不及致郁之由。因此,我们不能以逍遥散"一方治木郁而诸郁可解"为定法,应当辨证入微,随证立方,才是善治之法。

## 第二章 肝气冲逆证治

前已述及,郁不离肝。郁则本脏自病,初起始于气分。因"肝者,干也",若肝气疏泄太过,则易干犯他脏为病,表现为上冲、横逆、下窜等诸种病证。《类证治裁》说:"肝木性升散,不受遏郁,郁则经气逆,为嗳,为胀,为呕吐,为暴怒胁痛,为胸满不食,为飧泄,为癥疝,皆肝气横决也。"

本章所讨论的是,因精神上经受刺激,肝气疏泄太过,气机不和,所出现冲逆诸种病证的防治规律;习惯上也称为肝气病,其辨治既不同于肝郁,又大别于肝火。

肝气冲逆所致病证虽然比较复杂,但约略而言,有三个明显特点:①多由本脏本经部位开始,以两胁及少腹最为明显,然后循经扩散,上及胸膺,下及前阴等,常常是其来也暴,其去也速。②以实证居多,主要表现为胸胁胀满作痛,少腹作痛,妇女乳房胀痛等,由于气机阻滞,多见先胀后痛,或胀痛俱甚,初起仍以气分为主,继则病及血分,故有气血分证之异。③易干犯他脏,如扰心、冲肺、犯脾、克胃等。现结合其临床特点,对其证治规律分述如下。

### 一、气逆本脏

肝气逆郁本脏,多因暴怒伤肝所致,既未冲逆于上下,也未干犯他脏,而是自逆本经本脏,较前述肝气抑郁不同。本证发病急,传变也快,多为实证。

症状:暴受精神刺激,以致胸胁胀满疼痛,先胀后痛,从本脏本经开始,继则可见少腹胀痛,或胸满胀痛,妇女乳房胀痛,脉弦有力,左关尤显。

证候分析:暴受精神刺激,肝脏气机不和,即可出现胸胁胀满疼痛,少腹胀痛,妇女乳房胀痛。左关脉候肝胆,若弦而有力,乃肝气自逆之象。

治法:轻扬疏达。

方药:**四逆调肝汤**。

桑叶 12 克,黑芝麻 12 克,川楝子 12 克,钩藤 12 克,柴胡 10 克,枳壳 10 克,白芍 12 克,甘草 6 克,夏枯草 12 克,山栀子 10 克。

方义:肝郁气逆于本脏本经,气郁则内热,热者宜清,但非外来之邪,芩连等苦寒之品不能制伏其火,只宜轻扬疏达以平肝气之逆。故方中以四逆散调畅肝气,桑叶轻清走上,川楝子、山栀子、夏枯草、钩藤具有平肝泄肝之能,妙用脂液丰富的芝麻以强阴,是以能轻扬疏达肝脏之逆气。

**【案例】**

同谱王丹文茂才之父,余执子侄礼,少游江湖,权子母,工于心计,故握算持筹,资无少缺。晚年出资在永宁州生息,忽为典商负千金,州郡控诉,未获归赵,忧郁而病,兼家务多舛,遂得气逆症。腹满身痛,转侧不安。他医投补剂,转增剧。丹文邀余诊视,其脉多伏,惟肝部沉坚而涩,且三二至辄一息。知为肝郁,因以苏子降气汤合左金丸进,三服而气稍舒。又视之,肝部有长象,又益颠倒木金散进之,十剂后,腹减而气舒,饮食进,精神作矣。一日留晚餐,座中仍令诊之,脉息如故,余未便明言,归语家人云:三伯肝脏已绝,病恐不起。家人曰:已愈矣,何害?余曰:此脉不关此病,此病易愈,此脉不可转也。况见肝脏,必死于立春前后。家人以余故神其说,置不信。余遂北上,至冬病作,竟医药无效,于腊月廿四日终于家。余由京归,家人语其事,咸诧异焉。(《醉花窗医案·肝郁气逆,脉不应病》)

**【按语】**

肝既藏血,又司气机,藏中有泄,体阴用阳。本案肝郁气逆,气血周流遏阻,脉不应病,肝脉沉坚而涩,气息几微之态矣。先予颠倒木金散而效,终因肝脏已绝,未复生机。这里虽然强调了诊脉的价值,但亦不可舍证而忽视全面互参、积极治疗的意义。

## 二、气火内郁

因肝气自逆本脏,郁而不透,郁久化火内扰,即可出现气火内郁之证。本证多为肝气冲逆发展至肝火的中间阶段,辨证有其规律。

症状:头目眩晕,胸胁胀满疼痛,口苦吞酸,犯胃则不食不饥,气失温煦、筋不得其养则筋惕肢麻;严重时影响到血分,气血逆乱,故气噎昏厥。

治法:疏肝清肝。

方药:**柴胡调肝汤。**

川楝子 15 克,元胡 6 克,北柴胡 10 克,青皮 10 克,沉香 3 克,乌药 10

克,佛手10克,沙参15克,生地30克,赤白芍各12克,丹皮10克,山栀子12克。

方义:方中以柴胡疏肝解郁,川楝子调肝木之横逆,元胡入血以行其滞;沉香降气,得川楝子苦寒之品配伍,则专为行气而不致伤阴;乌药不刚不燥,调肝脾之气滞;佛手、青皮疏肝理气;沙参、生地、白芍益气凉血,养阴以护肝;赤芍活血化瘀,丹皮凉血清热,山栀子清三焦之火,从而疏肝、平肝、调肝相配合成方,有疏肝郁、平肝逆、泻肝火、养肝阴之效。

【案例一】

廖某,男性,48岁。缘于大怒气厥,昏仆倒地,经抢救复苏,继则胸憋如窒,胸胁疼痛,时泛吐酸水,纳差,头目眩晕,如坐舟中,甚则肢麻震颤,语言欠清,喉间似有痰阻,面青晦,血压140/80mmHg,便调,舌质红,苔黄腻,脉弦数、左关尤显。证属气火内郁,挟有瘀阻,显系疏泄太过。

守柴胡调肝汤加竹茹10克、川贝母6克,三剂。胸脘胀痛明显减轻,他症亦好转,守原方去青皮、山栀子,加郁金、绿萼梅等疏通畅达之品,出入调治半月,复以六味地黄汤加减调理而安。(程西亭老大夫病案)

【按语】

疏泄太过,气火内郁,化风升腾之象已萌,横逆无制,痰热变证之象初显,是以论治从气火内郁着眼,采用调肝气、平冲逆、清痰热之法获效。终以六味地黄汤善后,为治本者设。

"气火内郁"是肝病发展过程中一个很重要的病理环节。它不同于肝火冲逆之证,肝火冲逆具有冲激之象,"气火内郁"是以"内郁"为主,且有火郁之证。气与火同属于阳,但因气无形可见,火有形可征,"气主煦之","火曰炎上",故其病理上仍有差异,如抑之为气,拂之为火。而气火内郁,则兼而见之,抑而化火,火却未拂而热郁于内,是以气郁而兼内火之证。张山雷说:"肝以气火用事,肝病多火,然火不自动,必气先动而后火生风生。"(《脏腑药式补正》)说明肝气逆则易继发化火生风之症。但既未见到冲激于上的火象,也未见到升及头巅的风象,所以"气火内郁"是气郁而致化火动风的病理过程。

调治气火内郁之证,具有"见微知著"的意义。张山雷曾说:"肝气乃病理之一大门,善调其肝,以治百病,胥有事半功倍之效。"(《脏腑药式补正》)善调其肝,就是要正确运用疏肝、养肝、清肝的方法,使气火不致向化火、动风、凝痰、结瘀等方面转化。具体来讲,根据《内经》"木郁达之"

"火郁发之"的原则,可在柴胡调肝汤的基础上,或清泻肝火,或伍潜镇熄风,或佐活血,或配化痰,方随法变,药据证施,法在疏、平、抑、调、柔之间权衡审度,药如辛、酸、甘、苦、咸之中曲尽其变。

临床上运用本方治疗气厥而见"气火内郁"上述诸症,皆有较好效果,但运用柴胡时,不可囿于"柴胡劫肝阴"之说。柴胡专入肝经,具有清泄通达之长。《本草从新》曾云柴胡"宣畅气血,散结调经","人第知柴胡能发表,而不知柴胡最能和里"。肝病过程中运用柴胡,只要配伍得当,即可收到较好疗效,而且只要见症不是肝阴大伤,配伍护肝之品,并无劫肝阴之弊。

前人不仅有"郁不离肝"之说,而且有"厥由肝出"之论。这是因为:①从"厥"的含义来说有三种,一为气自下逆上,二为手足逆冷,三为昏仆不省人事。如忿怒引起的"气厥",症见猝然昏倒,牙关紧闭,手足不温,形似中风;肝阳上扰引起的"晕厥",症见头目运旋,昏倒不省人事,汗出、面白、肢冷;肝火上冲引起的"薄厥",症见猝仆面赤,气道不利,喉间有痰声,脉象弦劲而数;肝肾阴虚之内风引起的"痉厥",症见神昏、舌蹇、烦躁、手足抽搐、时时欲脱。这些"气厥""晕厥""薄厥""痉厥",均因肝疏泄失调,或肝体不足,故有"厥由肝出"之论。②从病机来说,《内经》虽有"大厥""煎厥"等病名,然总不离气并、血并之因,所谓"血之与气,并走于上,则为大厥……气复反则生,不反则死"。由于肝以气为用,以血为体,两关气血,故后人多从调肝入手以使气血平衡协调,也是"厥由肝出"的理由。临床上经常通过治肝以疗厥症,爰录医案两则,以证一斑。

【案例二】

陈姓,江苏人,其爱人病心膈痛,突尔昏迷不知人,不能动,冥然罔觉,延予往诊。其脉参伍不调,时或一止,正思索病来如此之暴,未真正了解,安敢冒昧处方。适见其家属坦若无事,异之。问病者何日起病?曰:昨日尚好,今晨心膈痛,随即闷闭。又问:往日痛过否?曰:痛过,此病已多年,或三五月一发,或半年一发,或一月数发不等,轻则心膈痛,重则痛剧而晕督。予曰:往日病发闷闭,如此次毫无知觉否?曰:轻则一时半时,重则二三时方醒。予曰:我知之矣。因思问诊未可忽,望诊尤未可忽,此病苟非查其环境,问其病历,何由知其底细。究之心痛至于暴厥,总属大病。《素问》云:血之与气,并走于上,则为大厥,厥还者生,厥不还者死。此病往日发后,不久清醒,以昔律今,此次亦必不久清醒,但详察经言,亦有不还者,

一丝不续则真机绝,不可忽视。因取许叔微白薇汤一方:

白薇四钱,当归须三钱,人参须二钱,甘草一钱,加苏合香丸如大豆大三粒,分三次化开灌下,隔半时一次,不醒,再服一剂。

翌日复诊,云服药二次,未终剂已醒,现已坐立,言动如常。病既愈,以越鞠、归脾加减,半调半疏。停药逾一月,其病复作,缘病至肝气较旺,最易动怒,心脑易生阻碍。仍用前方,俟厥回后,再以消瘀导滞、柔筋通络、宁脑宁心为治,仍用白薇汤为主,加石决明、龙齿、石菖蒲、天竺黄,又改作丸剂,再加琥珀、熊胆、缬草、朱砂常服。后数月未发,饮食有加,体渐丰腴,不似前之尪羸矣。(《冉雪峰医案·气厥》)

【案例三】

宋女　《内经》论厥,不离乎气并、血并两因,气又为血之主,气行则血行,气滞则血滞。据述昨因动怒,猝然晕厥,腹部依然胀痛,信事不行,身热不从汗解,脉弦苔糙。中宫虽有暑湿,而肝气郁结,肝血复瘀,营卫互相乘侮,姑以疏气逐瘀主治,应手为吉。

柴胡、当归尾、川芎、香附、川楝子、赤芍、桃仁、红花、泽泻、佛手片、玫瑰花、青皮。(《陈良夫专辑》)

【按语】

前述两案皆诊为厥证,虽不能勾画出厥证全貌,但说明了从肝论治厥证的实践意义。案一先议白薇汤益气养血,佐苏合香丸温开,药后一月病复发作,缘于肝旺,最易动怒,乃于白薇汤中佐入石决明、龙齿、熊胆、朱砂、菖蒲、天竺黄等品以镇肝平肝化痰,竟达"数月未发""体渐丰腴"之效。案二因恼怒气乱,痞塞窍阻,气结血瘀,以疏气逐瘀为治。由此说明,厥证多从肝治。我们还体会到,在厥证发作过程中,气火内郁常常是厥证始崩之机,若能抓住这一病理环节,对防治厥证,可收事半功倍之效。

## 三、肝气冲心

肝气冲心与肝火扰心不同。在肝病发展过程中,由于肝气逆于心,可使心主血脉功能障碍,若肝火扰心,则易影响心主神志的功能。病理不同,证治各异,这里介绍肝气冲心证治。

症状:心胸憋闷,甚则痛闷欲绝,两胁不舒,腹胀嗳气,脉沉弦迟涩,舌边尖青暗,或有瘀斑。

证候分析:肝气逆上冲心,则心血瘀滞,是以心胸憋闷。气滞则血瘀,通则不痛,痛则不通,因不通故痛闷欲绝。因肝气逆郁,故两胁不舒、嗳气,及脾则腹胀。脉沉弦迟涩,舌边尖青暗或有瘀斑,皆为瘀血之确证。

治法:疏肝理气化瘀。

方药:**失笑散合金铃子散加味。**

生蒲黄10克,五灵脂10克,川楝子10克,玄胡索10克,红花10克,赤芍10克,川芎6克。

方义:失笑散活血止痛,金铃子散平肝理气活血,合用则心肝同治。红花、赤芍、川芎皆有化瘀活血之功,从而使肝气平而心痛可止。

【案例一】

甘肃省李某,男,58岁。因患"冠心病"来北京住某医院治疗。住院约三月病见好转,而欲返回甘肃,然出院未久,竟因大怒难遏,引起心中疼痛,胸闷气塞,势颇严重。余切其脉弦而迟涩,察其舌质则有指头大瘀血斑数块,辨为肝气冲心、心脉瘀阻之证。

急用金铃子散失笑散合方,又加香附、郁金。仅服两剂,而痛止气畅以平。

【按语】

《灵枢·厥病》云:"厥心痛,与背相控,善瘈……色苍苍如死状。"心主血脉运行,但不能藏血,是以卧则血复归于肝,肝脏却只能调节血流量,动则需听命于心,所以肝气上逆于心,容易影响心血不运,而出现胸闷胸痛诸症。本案心肝同治,气血双调,就说明了这个道理。

【案例二】

张同志,素患高血压,常服寿比南成药,此次未病前数日,偶尔感冒(与本病无大关系),嗣发生心绞痛,连及胸背胁腹,日数发不等。痛时如人以手抓心然,面貌变色,自言六神无主,坐卧不安,痛苦难以言状。以病势急迫险重,来中医研究院诊察。诊得脉弦劲中带滞涩象,盖气血瘀痹,内有郁滞,病根虽久,病发较暴,为卒心痛。予治疗此病分三个阶段,初拟利膈通络,消瘀散结。

处方:全栝蒌四钱,京半夏三钱,枳实二钱,黄连一钱,制没药二钱五分,当归须三钱,石菖蒲一钱,川郁金三钱,琥珀末五分。

一星期有效,痛的次数少,痛的时间短,大有改善。然后仍宗前法,加软坚变质之品。

处方:全栝蒌四钱,京半夏三钱,枳实二钱,黄连一钱,吴茱萸七分,当归须、鳖甲各四钱,郁金三钱,琥珀末五分。

又一星期,效显著,病机大缓,症状又见减轻,发作较少,精神亦较好。最后减轻破血药加养血药,减轻破气药加和气药,大药治病,衰半而止,改用半疏半调,渐次由少发以至不发而愈。此病治疗,自初段至后段,前后约一月。(《冉雪峰医案·卒心痛》)

【按语】

本案抓住肝气冲心的病理环节,一方面消瘀散结通络,一方面以琥珀平肝安神,获效迅捷。

## 四、肝气犯肺

症状:突然胸痛,暴然气喘,胸中憋闷,呼吸不利,胸腹胀满,舌苔薄白,脉弦直。

证候分析:肝气犯肺,气逆于胸,胸阳失宣,是以突然胸痛,胸中憋闷;肺气失宣,故暴然气喘,呼吸不利。肝郁气滞则胸腹胀满,舌苔薄白非外邪所致,脉弦直系肝气犯脾之征。

治法:疏肝理气,宣肺降气。

方药:三皮汤。

香附子 10 克,郁金 10 克,苏梗 10 克,杏仁 10 克,陈皮 10 克,桑白皮 12 克,瓜蒌皮 12 克。

方义:方中以香附、郁金理肝气之滞,杏仁、苏梗、陈皮宣肺气之壅,桑白皮、瓜蒌皮清降气火,使肝气平而肺气降,诸症可愈。

【案例】

典史宋晓岚……其媳以恸女故,日切悲哀,兼介人(指介休县人)安土重迁,乡思颇切,晓岚尤吝于财,虽宦游而饮食衣服不遂妇愿。至夏忽患胸胁大痛,喘嗽不宁,饮食俱减,晓岚来求治余,诊其左脉弦而牢,右寸坚而滑,知为气郁,乃以左金丸合颠倒木金散进。

二服后,吐痰涎数碗,再视之,则左少软,而右亦渐平矣。因以逍遥散加木香、青皮等叠进之,半月后始就平复。……(《醉花窗医案·气郁喘嗽》)

【按语】

本案缘由肝郁,遇夏令而横逆犯肺,故从疏肝论治。方以左金丸清肝,木金散(木香、郁金)疏肝,是以药后可收痰涌脉平之效,后以逍遥散疏肝理脾而愈。

**讨论和体会：**

肝与肺具有相克的制约关系，而且在人体气机升降活动中相互为用。因肺为气之主，肝司气之化，肝从左而升，肺从右而降，所以其病理变化多反映出气机升降失调。

肝气犯肺是肝病中较多出现的一个证候，诚如王旭高所云："肝气上冲于肺，猝得胁痛，暴上气而喘，宜抑肝。"本证若进一步发展，气逆可化火，火炼津液成痰，痰火壅阻于肺，形成痰火阻肺之证，症见发热痰喘，胸中满，身痛，脉弦急，下及厥阴循行之处则睾丸肿痛，甚则痛不可忍；治宜清肝宣肺，理气化痰，可选叶天士哮门治验中所用之方，暂名平肝理气宣肺方：苏子10克，枇杷叶10克，杏仁10克，瓜蒌皮10克，半夏10克，茯苓12克，姜汁1匙，竹沥1匙，郁金10克，旋覆花12克，柴胡10克。该方以苏子、枇杷叶利肺降气，杏仁、瓜蒌皮宣畅气机，半夏、茯苓和胃化痰，竹沥、姜汁达痰通络，妙在郁金、柴胡、旋覆花以疏肝理气。全方在宣通气机的基础上，具有解中焦凝集之痰热，宣上焦如雾之清阳的作用。本证若进一步发展，则出现肝火犯肺，木火刑金之证，我们将在肝郁化火证治中叙述。

值得指出的是，在外感热性病中由于脏腑相关，也常可出现肝乘肺的病理变化。如《伤寒论》109条云："伤寒发热，啬啬恶寒，大渴欲饮水，其腹必满，自汗出，小便利，其病欲解，此肝乘肺也，名曰横，刺期门。"期门乃肝经募穴，刺期门以泄肝邪，则肺病自愈。又如《温病条辨》选桂枝柴胡各半汤加吴萸、川楝、茴香、木香，治疗"金胜克木也，木病与金病并见，表里齐病"的肺燥肝伤之证。现录吴鞠通医案一则，以印证之：

李，四十六岁。……胃痛胁痛，或呕酸水，多年不愈。现在六脉弦紧，皆起初感燥金之气，金来克木，木受病未有不克土者，土受病之由来，则自金克木始也。此等由外感而延及内伤者，自唐以后无闻焉。议变胃而受胃变法，即用火以克金也。又久病在络法：公丁香一钱，茯苓五钱，枳实四钱，川椒炭三钱，苡仁五钱，生姜五钱，半夏五钱，陈皮三钱。四帖（煮三杯，分三次服）。

此症属胃痛、胁痛、呕酸，缘由肺燥肝伤而起，竟用"变胃而受胃变"之法，议宣降辛散之方，是谓"必伏其所主，而先其所因"之治，实求本之图。

### 五、肝脾失调

肝脾失调是指肝脾两脏功能失去调节平衡引起的一系列症状而言。肝属木,脾属土,木能疏土,若忿怒悒郁伤肝,忧愁思虑伤脾,肝脾不和,土木气郁,可出现木郁陷土之证;木赖土培,若土虚木乘,可致肝强脾弱;若肝失疏泄,脾失运化,肝脾失调,又可见肝郁脾虚血少之证。证候不同,论治有别,现分述如下。

#### (一)肝气克脾

症状:胁腹皆胀,四肢无力,饮食不振,食后胀满,大便不成形,脉弦无力,舌淡苔白。

证候分析:肝气犯脾,常见于脾气先虚而后肝乘。本证因脾气先虚而不运,故腹胀食减、四肢无力等症丛生。脉弦主肝病,脉无力主脾虚,舌淡苔白亦是脾虚之候。

治法:疏肝健脾。

方药:**香砂六君子汤**。

人参6克,白术9克,炙甘草6克,茯苓9克,半夏10克,生姜10克,陈皮6克,木香3克,砂仁6克。

方义:人参、白术、茯苓、炙甘草补中气之虚,半夏、生姜、陈皮、砂仁、木香调和脾胃之气。

**【案例一】**

(痢疾)年五十,阴气自半,肠中干燥,喜用西法灌肠,而转为下痢,色青如蓝,肛门时时坠胀,历五六日,片刻不能安适。谷食减少,舌中剥、边薄腻,脉虚弦。良由灌肠之时,风邪从肛门而入,风气通于肝,青为肝之色,风淫于肝,肝木乘脾,脾失健运之常,谷食入胃,不能生化精微,而变为败浊。风气从中鼓荡,驱败浊下注大肠,而为下痢色青如蓝也。肛门坠胀者,中虚清气不升,经所谓"中气不足,溲便为之变"也。宜补中益气,去风化浊之治。清炙黄芪、炒防风、清炙草、银柴胡、蜜炙升麻、炒潞党、全当归、炒白芍、苦桔梗、陈皮。(《清代名医医案精华·丁甘仁医案》)

**【案例二】**

李右　肝脉挟胃而贯膈,少腹为厥阴部位,肝气侮脾,脾运钝而湿热内袭,胸腹胀疼,肢体俱肿,脉沉苔腻。治宜理气渗湿,以和土木。

焦白术、广陈皮、台乌药、大腹皮、川芎、郁金、青皮、茯苓皮、香附、泽

泻、佛手。(《陈良夫专辑》)

【按语】

肝气克脾,大都是指脾气先虚,导致肝气来乘,既见脾虚之证,又见肝气横逆之征,重在补土泄木,尤以补土为主,佐以泄木,故多以六君子汤以培土,所谓"肝为木气,全赖土以滋培",但运用六君子汤补土却有变通。叶天士在《临证指南医案》中运用六君子汤加柴胡、白芍;王旭高《西溪书屋夜话录》中用六君子汤加吴茱萸、白芍、木香。叶氏是扶土之中佐以疏泄,旭高则佐以酸甘温化。案一中丁氏则重在温建中气,使"中央健,四旁如",则肝病自愈。但临床运用时仍应注意:①脾虚湿胜,白术不可过用,以防其壅;②禁用苦泄沉降之品,免伤脾气;③把抑木扶土与疏肝理脾法鉴别清楚。案二亦属肝脾失调。脾失健运而湿浊内停,肢面俱肿,脾弱则肝气侮之,胸腹胀痛。故案中以实脾为先,兼以渗淡利水,疏肝行滞,使脾旺湿去,肝气自调;若不培土以调肝,徒用渗利,便是舍本求末之治。

## (二)肝强脾弱

肝病过程中,肝气横逆而克犯脾土,即所谓"实则乘其所胜,或反侮其所不胜",与前述的脾虚肝克证治不同。前者以脾虚为主,本证是以肝实为急。

症状:脘腹胀痛,泄泻,痛则欲便,便则痛减,脉弦见之右关。

证候分析:痛泻是本证的一个辨证眼目。《医方考》云:"……泻责之脾,痛责之肝,肝责之实,脾责之虚,脾虚肝实,故令痛泻。"右关候脾,弦为肝气过强,因肝实克脾,故肝脉见于脾部。

治法:抑木扶土。

方药:**痛泻要方**。(刘草窗方)

陈皮 10 克,白芍 12 克,防风 10 克,白术 12 克。

方义:方中以白芍酸收平肝缓急,防风辛散疏肝缓脾,陈皮理气和中,三药合用,重在抑肝木之横逆,配白术健脾以扶土,是以有抑木扶土的作用。

【案例】

张某,男,33 岁。北京南郊农场。腹泻腹痛月余,经用卡那霉素等西药,理中、保和丸等中药,未见减轻。就诊时见:腹痛胀满,痛则欲泻,泻则稍舒,每日溏便 7 ~ 8 次,便后有黏液,腹部胀满,时反酸,口干不欲饮,舌质红,苔黄腻,脉细弦。证属肝实克脾,寒热挟杂,拟抑木培土,寒热平调为法。白术10克,陈皮10克,白芍10克,防风6克,木香3克,砂仁6克,黄连6克,干姜6克,半夏9克,黄芩3克,焦楂曲各10克。

服药4剂,痛泻减轻大半,续服4剂而愈。

【按语】

肝强脾弱,理宜抑木扶土,但证有兼寒热错杂者,可用寒热平调合法。本案所以取效迅速,理在此也。

### (三)肝郁脾虚血少

症状:胸胁胀满,头痛目眩,口燥咽干,食少,妇女月经不调,舌淡而干瘦,脉虚弦。

证候分析:肝失疏泄,则胸胁胀满疼痛;木不疏土,则食少;肝血不足,则口燥咽干;头痛目眩,妇女月经不调,脉虚弦,乃肝脾两虚之象。

治法:疏肝理脾养血。

方药:**逍遥散**。(《和剂局方》)

甘草15克(炙),当归、茯苓、白芍、白术、柴胡各30克。

共为末,每服6～9克,烧生姜、薄荷少许煎汤冲服,日三次,亦可改为汤剂。

方义:方中以柴胡疏肝,当归、白芍养肝,白术、甘草、茯苓培中,煨姜、薄荷少许同煎,意取舒郁和中。

【案例】

先生之弟妇,患头痛发呕,饮食不思。时瘟疫盛行,疑为时症。余偶到塾,其侄兰芬兄言其状,并邀之治。问:身觉憎寒壮热乎? 曰:否。问:身痛鼻塞乎? 曰:否。然则非时症。诊其脉,则左关弦滑,余俱细弱。告兰芬曰:脾虚肝郁也,作时证治,必散之,虚而散,则大误矣。

兰芬请一方,因以逍遥散进。余过而忘之,越数日,见兰芬,告余曰:药才二服,病全除矣。(《醉花窗医案·脾虚肝郁》)

【按语】

脾虚肝郁血少,运用逍遥散是为正治,但要指出的是,运用时首先应理解其适应证。姑录秦伯未的一段话以供参考。秦老说:"如果肝旺而用归、芍、柴胡,势必助长气火;脾受克制再用术、草、茯苓,也会更使壅滞。必须明辨虚实,才能理解本证的寒热往来不同于少阳证,头痛胁胀不同于肝气横逆,饮食呆减也不同于胃家实满,从而不可简单地把它当作疏肝主方."(《谦斋医学讲稿》)其次,对于肝阴已伤的患者,不可执逍遥散为定法,宜增损变通。其三,逍遥散辨证定位应在肝脾失调,且兼血少之征,对于肝郁初起,本脏本经自病,其效始不如四逆散疏达轻扬为快,开降得体,这在临床上都是应与明辨的。

《素问·玉机真脏论》云:"肝痹……弗治,肝传之脾,病名曰脾风发瘅,腹中热,烦心出黄。"这里所指的"脾风发瘅",即是肝木横逆克脾,无疑是肝实克脾。《素问·气交变大论》云:"飧泄食减,体重烦冤,肠鸣腹支满……甚则忽忽善怒,眩冒巅疾。"这里所指的"眩冒巅疾",显系原发于脾而使肝气横逆,以脾虚为主。由此可见,必须辨清肝气克脾与脾虚肝克之证。

## 六、肝气乘胃

肝足厥阴经脉"挟胃",胃为阳明燥土,其经别"合诸经之气"。肝与胃虽是一脏一腑,但在肝病过程中,肝气犯胃尤为多见,可谓"肝胃之气,本又相通,一脏不和,则两脏皆病"。所表现的证候有:

### (一)肝气犯胃

症状:脘腹胀痛,呕吐酸水,嘈杂不适,脉弦滑,舌边尖红,舌苔白腻。

证候分析:肝胃不和,由肝气不舒所致。脘腹胀满,为肝郁而胃不和;呕吐酸水,嘈杂不适,是肝之郁火逆于胃中;舌边尖红,反映肝有热;苔白腻,主胃有痰湿。

治法:疏肝和胃。

方药:黄连二陈汤。

吴茱萸9克,黄连9克,川楝子6克,陈皮9克,半夏9克,茯苓10克,生姜9克,香附9克。

方义:吴茱萸配黄连名左金丸,能治肝经火郁,呕吐酸苦;川楝子、香附疏肝理气;半夏、陈皮、生姜、茯苓和胃化痰。

【案例】

肝胃气痛,痛久则气血瘀凝,曾经吐血,是阳明胃络之血,因郁热蒸迫而上也。血止之后,痛势仍作,每发于午后,诊脉小紧数,舌红无苔,乃血去阴伤,而气分之郁热仍阻于肝胃之络,而不能透达。宜理气疏郁,取辛通而不耗液者为当。

川楝子、延胡、郁金、香附、茯苓、陈皮、旋覆花、山栀、白螺蛳壳、左金

丸。(《清代名医医案精华·王旭高医案》)

**【按语】**

阴伤而又血瘀,气滞而又郁热,两关肝胃,取辛通而不耗液之品,意在理气舒郁以调和肝胃,使阴复气通而病愈。

**(二)肝气犯胃阻隔**

症状:脘痛,上下格拒,恶心干呕,脘痞不食,吐酸水涎沫,脉右弱左弦。

证候分析:肝气横逆犯胃阻隔,上下不得通畅,故脘痛格阻;气逆冲上,胃失和降,故呕吐恶心、吐酸水涎沫;胃降不能,则脘痞不食。脉右弱左弦,为肝强胃弱之征。

治法:制肝安胃。

方药:**制肝安胃汤**。

川黄连 5 克,川楝子 12 克,川椒 4 克,白芍 12 克,乌梅 15 克,淡姜渣 12 克,当归须 12 克,橘红 10 克。

方义:方中以乌梅、白芍味酸以和肝之体;川楝子、姜渣、川椒、橘红以调肝之用;当归须入血分以治络;黄连入胃以降气逆。"戴元礼云:诸寒药皆凝涩,惟有黄连不凝涩。有姜、椒、归须气味之辛,得黄连、川楝之苦,仿《内经》苦与辛合,能降能通;芍药酸寒,能泄土中木乘,又能和阴止痛;当归血中气药,辛温上升,用须力薄,其气不升;梅占先春,花发最早,得少阳生气,非酸敛之收药,得连、楝苦寒,《内经》所谓酸苦泄热也。以气与热俱无形无质,其通逐之法迥异,故辨及之。"(《临证指南医案·木乘土》)

**【案例】**

郭　脉弦,心中热,欲呕,不思食,大便不爽,乃厥阴肝阳顺乘胃口,阳明脉络不宣,身体掣痛。当两和其阳,酸苦泄热,少佐微辛。

川连、桂枝木、生牡蛎、乌梅、生白芍、川楝子。(《临证指南医案·木乘土》)

**【按语】**

华岫云说:"……胃司纳食,主乎通降,其所以不降而上逆呕吐者,皆由于肝气冲逆,阻胃之降而然也。"(《临证指南医案·呕吐》)肝气犯胃,若证偏轻的多为初起,治在苦辛通降之中,佐以和胃化痰;若肝气犯胃而其证偏重者,治宜酸苦泄热之中寓辛散为妙,因气与热阻,不得交通,唯酸能敛,唯苦能降,唯辛能散,是以酸收、苦降、辛开为一炉同治。此实仿《伤寒论》乌梅丸制方之旨,所不同的是:大论的乌梅丸用于肝木贼犯胃土,虽证见寒热错杂,而以阳虚为先,与本证以热为主有别。

## (三)胃虚肝乘

肝气犯胃,临床固不少见,但胃虚招致肝气横逆犯胃,亦常有之,其症状表现为:纳差,神疲,或心烦不寐,口干便结,脉弦缓等。

证候分析:胃为水谷之海,后天之本,胃虚则津液不足,纳降失司,是以纳差神疲。肝虚则疏泄不及,魂不得敛,故心烦而不寐。至于口干便结,脉弦缓,皆为肝胃气阴两虚之象。

治法:缓肝益胃。

方药:**缓肝益胃汤**。

炙甘草 10 克,南枣 10 克,人参 10 克,茯苓 12 克,木瓜 10 克,生谷芽 15 克。

方义:胃虚不固,仓廪已虚,欲治肝病须健阳明。方中以甘草、大枣甘缓守中,佐木瓜以敛阴生津,合为酸甘化阴之法;参、苓、谷芽助脾胃之气,取其谷气悦胃醒脾,使脾胃得养,肝得其滋,而诸症可愈。

【案例一】

唐某,女,68 岁。老人中气虚衰,纳食不馨,而口干便秘,懒于活动。最近与孙媳生气,精神更感疲惫,水米不思,厌世不起。切其脉弦缓无力,舌苔白而质则淡,此乃脾胃两虚,木气又横之象。

用缓肝益胃汤,另加钩藤、蒺藜。服十数剂,则胃开能食,诸证悉蠲。

【案例二】

某女　胃气以下行为顺,肝气以横逆为害。湿热痰沫,阻遏中宫,则胃失降而肝木乘侮,脘腹痞闷,嗳恶频频,脉弦细,苔糙干。治宜和中泄木。

藿梗、左金丸、法半夏、广郁金、石决明、橘红、金铃子、赤茯苓、山栀、姜竹茹、佩兰叶。

二诊:气与火皆从厥阴而来,上冲于咽道者都是火。进和降法,嗳恶已止而咽干,痰黏不豁,脉细数,苔糙。中宫之湿热渐化,木火之亢盛未平,宜清降之。

左金丸、山栀、广郁金、黄芩、川楝子、仙半夏、蛤壳、杏仁、石决明、竹茹、黛灯心。(《陈良夫专辑·胃脘痛》)

【按语】

上述两案都属肝气犯胃,但前者为虚,胃虚招致肝木来克,故缓肝益胃为法;后者为肝实乘胃,致湿热痰浊肝火诸邪挟杂为患,故首以化湿浊、辛平苦降,佐以疏肝理气,继则增黛、蛤、黄芩降火之力,始终用平肝之石决明,以防肝热导致肝火燔灼,是以取效均好。由此可见,辨治肝胃不和,应注意虚实证治有别。

**讨论和体会:**

肝气犯胃,也称肝胃不和,不仅在肝炎病中可以见到,而且在杂病中亦易出现。因此,把握肝胃不和的病理变化和证治规律很有必要。

肝胃不和的病理特点是:①肝为乙木,胃为阳土,土受木克,则肝为起病之源,而胃为传病之所。正如叶天士所说:"厥阴上干,久则阳明失降……肝藏厥气,乘胃入膈。"(《临证指南医案》)②肝为生化之脏,胃为十二经之海,皆寓冲和的生阳之气,关系着后天化源之本,且肝阳之戢敛,肝血之生成仰赖胃中津液,若肝胃失调,则化源困乏,就会出现肝胃不和等证。

肝胃不和的临床表现比较复杂,归纳起来可有:①吞酸吐酸。顾松园说:"吞酸因胃中湿热,郁遏肝火所致。"②胃脘疼痛。《素问·六元正纪大论》说:"木郁之发……民病胃脘当心而痛。"③呕吐。肝火冲逆或肝寒犯胃,使胃气上逆时皆可见之。

肝胃不和,治应遵循"泄厥阴以舒其用,和阳明以降其气"的原则。具体而言,仍有主次缓急不同:①以厥阴肝为主,治宜酸苦泄热,少佐微辛。②以阳明胃为主,治宜扶胃为急,如胃虚不固,络脉已空,重在"固阳明",甚则治肝不应,当独取阳明为治,因胃以通为补,胃壮则肝自不犯。③若厥阴阳明同病,或"通补阳明,和厥阴法",或"理阳明,制厥阴法",皆应随证治之。

## 七、肝气及肾

肝肾同源,不仅说明精血相生,而且也说明阳气互用,在生理上关系密切。在病理状态下,若肝气有余,也可下伤及肾。

### (一)肝气及肾,肾阳衰微

症状:胸胁胀满疼痛,连及腰脊酸楚,肢体不温,精神疲乏,头晕失眠,阳痿早泄,或见浮肿。

证候分析:肝主疏泄,藏血之脏,失其疏泄,则胸胁胀满疼痛;肝气及肾,故连及腰脊酸楚。肾主闭藏,藏精不泄者也。今肾气虚衰,故肢体不温而阳痿早泄。若肝肾精血同损,则精神萎靡,头晕失眠,甚则浮肿。

治法:疏肝滋肾。

方药:**逍遥二仙汤**。

白芍 10 克,当归 10 克,白术 10 克,甘草 6 克,柴胡 6 克,茯苓 10 克,仙茅 10 克,仙灵脾 10 克,肉苁蓉 10 克,菟丝子 10 克,黄柏 3 克。

方义:方中以逍遥散疏肝养血,仙茅、仙灵脾、肉苁蓉、菟丝子温补肾之阴阳,反佐黄柏以坚阴气之蛰藏。

【案例】

姚某,男性,32 岁,婚已年余,患阳痿 8 个月,曾用温肾滋肾等法不效。起病前,肝气抑郁不舒,阳痿不举,或举而不坚,时有滑泄梦遗,近更感腰酸疼痛,头昏神疲,胁腹胀满,并有纳差,肢冷,舌苔薄黄,质淡,脉沉弦而数等症,诊为肝郁脾虚、肾阳不充之证。拟用上方平补平调,首服 20 剂,诸症悉除;以原方合五子衍宗丸蜜丸配伍巩固,后生一女。

【按语】

阳痿一般多责阳虚,殊不知阴器系宗筋所聚之处,厥阴经脉分属之部,因精神抑郁而患阳痿者,亦复不少。本证肝郁及肾,肾阳衰微,故肝肾同治,而诸症悉愈。

(二)**肝气及肾,肾阴不足**

症状:胁痛,吞酸口苦,疝瘕,舌红少津,脉来虚弦。

证候分析:阴虚易致气滞,血虚则络伤,肝气逆郁,是以胁痛、疝瘕,犯胃则吞酸口苦。舌红少津、脉虚弦是肝郁及肾,肾阴不足之征。

治法:养阴疏肝。

方药:一贯煎(《柳洲医话》)加味。

沙参、麦冬、当归各 12 克,生地 30 克,枸杞 6 克,川楝子 10 克,柴胡 6 克,白芍 10 克。

加减法:大便秘结加瓜蒌仁;虚热汗多加地骨皮;痰多加贝母;舌红而干,阴亏过甚加石斛;胁痛而胀,按之痞坚者加鳖甲、牡蛎;烦热而渴者加知母、花粉。

方义:方中以生地滋养阴血,沙参、麦冬养胃生津,枸杞补肾,白芍护肝,三脏同补之中,妙用川楝子调肝木之横逆,柴胡疏肝气,当归养血液,从而使肝体得养,肝用能舒,阴阳体用得以平衡。

【案例】

乔某之子名夏清……春来乍得眼疾,两珠痛楚,夜则尤甚。易数医,无少效。因忆前治家君之病,甚有确见,故特来请治。余拨其眶视之,则黑珠周围起白膜,带二三红血点。诊其脉,则左关弦滑,尺微细。乃曰:此阴亏肝郁也。幸未久,尚无害。若再迟数月,则生外障,翳膜遮睛,则揭去匪易。乃先开一疏肝散,又继以杞菊地黄汤,二方并付之。告之曰:先服疏肝散三四剂,痛当止;继服地黄汤不十剂,当无事矣。每晚临卧,以火酒洗之,避风寒辛热,遥遥数十里可勿再来省往返也。夏清揖而去。半月后,忽自称谢,谓目疾痊愈……(《醉花窗医案·阴虚肝郁,双目痛楚》)

【按语】

阴虚肝郁,阴虚是本,气滞是标。肝气之所以滞,乃液之不能充。肝阴愈虚,肝气则愈滞,因"血虽从气,其体静而不动"(《此事难知》),多一分阴虚,便增加一分气滞,因此滋阴治其本,理气治其标,标本兼顾。此时若徒用香燥,更灼阴血,徒于养阴,肝气愈横而逆,必须"疏肝""柔肝"相结合,柔肝重在滋养肾阴,水足则木柔,疏肝只能暂用,中病即止。若肝本身阴虚而气滞,表现为肋下疼痛固定不移,咳痰不爽,纳差食减,五心烦热,舌紫,脉弦长,可用滋阴调气通络法,选方用《重订通俗伤寒论》新加酒沥汤:白归身、细生地、生白芍、川柴胡、清炙草、广橘白、苏薄荷、淡竹沥、玫瑰花、陈绍酒。该方用四物汤去川芎以养阴活血,四逆散去枳壳宣展气机,陈皮和胃,薄荷解郁,妙用竹沥、陈绍酒辛散通络,从而滋阴与调气并行不悖。

## 八、肝气迫及冲任

冲任有血室之称,上属阳明胃腑,下隶厥阴肝脏,若肝气有余及冲,则冲阳不潜。任脉隶属于肾,主精室与胞宫。肾虚则任阴不固,任阴不固则肝气易于下迫任脉,是以肝气有余可迫及冲脉,下伤任脉。

### (一)冲气上逆

症状:心中疼热,咳逆,呃逆,甚则晕厥,舌红苔薄黄,脉弦数。

证候分析:冲脉有血室之称,其血液来源为后天胃化水谷,经中焦取汁变化而赤后,由肝络下注冲脉。若肝失疏泄,气血失调,化风上冲,则冲气上逆而冲心,故心中疼热,冲肺则咳逆,冲胃则呃逆,严重时上冲头目,故晕厥。舌红苔薄黄,脉弦数,系冲气上逆、肝阴不足之象。

治法：清肝镇冲。

方药：**新加玉女煎**。(《通俗伤寒论》)

生石膏 30 克，知母 10 克，麦冬 10 克，熟地 15 克，牛膝 10 克，紫石英 10 克，磁石 12 克，白薇 12 克，石决明 15 克，青皮 10 克。

方义：方中以生石膏、知母、麦冬清阳明胃热以镇冲，牛膝引血下行，熟地滋补肝肾之阴，紫石英、磁石、石决明潜阳镇逆纳冲，白薇清浮游之虚热而有清热镇冲之效。

**(二)冲任失调**

症状：疝瘕，气逆上冲，少腹肿块，妇女月经不调，流产或不孕，舌绛苔净，脉细数。

证候分析：肾阴不足，虚火时炎，水不涵木，则肝气亢盛，迫及任脉，则冲阳不潜与任阴不固同时存在。冲阳不潜，故气逆上冲；肝气不疏，气血凝涩则病疝瘕，少腹肿块；任阴不固于下则流产、不孕；妇女月经不调，舌绛苔净，脉细数，为肝气下伤冲任之征。

治法：平肝，调冲固任。

方药：**调冲益任汤**。(《通俗伤寒论》)

龟板 20 克(先煎)，熟地 15 克，知母 9 克，黄柏 3 克，砂仁 6 克，炙甘草 6 克，白果 6 克，乌贼骨 10 克，茜草 10 克。

方义：方中以大补阴丸滋阴泻火，《删补名医方论》云："是方能骤补真阴，承制相火，较之六味功效尤捷。"配用封髓丹清肾火之妄动，以达调冲之效；配四乌贼骨一藘茹丸敛精活血，与白果固摄冲任而同功，故本方以平肝调冲固任为长。

综上所述，肝气冲逆之证，多由肝脏本经开始，易在气分流连，或气逆本脏，或气火内郁。若其发展变化，或化火动风生痰而变证蜂起，或干犯他脏而百病丛生。但值得特别提出的是，五脏是一个整体，一脏有病则影响他脏，不过对肝脏来讲，因其有"脏首"之称，故为害尤多。因肝体阴而用阳，关系气血水火，这些生理的特殊性决定了他在五脏动态平衡调节中的地位，例如维持心肾相交、水火既济的动态平衡，需要肝木疏泄以交通。因肾为水脏，能生养肝木，木赖水涵，心为火脏，火赖木生，故肝木有养心之功。由此可见，肝正处于心火肾水的中间，所以肾水之上滋，心火之下降，非皆中焦之斡旋，其中应看到，肝疏泄气血、交通阴阳以为水火之枢纽，方使心肝肾一气贯通，以维系动态平衡。所以肝病之后，也可以使心肾的交通发生障碍。由此可见,研究肝气冲逆的证治规律,要注意权衡脏腑之间平衡失调的病理变化,才能把握其规律,而收到较好的辨证论治效果。

# 第三章　肝火证治

肝火是肝脏的病理变化之一,其表现的症状在肝病变化中也是错综复杂的。凡是肝脏机能亢进,出现热性及冲逆诸病症,概称为"肝火"。

肝体阴用阳,藏阴贮血,而内寄相火。在正常生理状态下,这种相火是人生不可缺少的"少火","少火生气",能推动机体脏腑功能活动。在病理状态下,相火处于既伤且抑的地位,或由伤转复,以不可阻挡的势力暴发出来,此即所谓"郁极乃发",或者由"三因"致病而引起机体内阴阳、脏腑、气血失调,并进而使相火冲激,给机体以破坏。"壮火食气""壮火散气"即是指这种邪火而言。因此,区别肝火中生理上的"少火"和病理上的"壮火",是很有必要的。

肝为五脏之一,有"脏首"之称,其生理功能的重要和复杂为他脏所不及,其病理变化也较他脏错综复杂,尤其是肝火之为病,其害甚大,其变甚速,其势甚彰,其死甚暴,故前人有"肝为万病之贼"之说。可见,探讨肝火的证治规律是尤为必要的。

形成肝火的病因病理虽然错综复杂,但仍可归纳为三个主要方面:

1. 气郁化火　肝为刚脏,内寄相火,条达时则顺其生生不息之机,抑郁时则郁,郁极乃发,由少火而变成壮火,从而形成肝火。叶天士说:"情志不适,郁则少火变壮火。"(《临证指南医案·郁》)《谢映庐医案》亦说:"寡居多郁,郁则少火变壮火。"由此可见,气郁化火是肝火形成的一个病理环节,起于情志抑郁或嗔怒太过,病于肝胆相火由少变壮,郁极则变化而生。

2. 亢阳化火　亢阳是指肝阳亢。肝体阴用阳,肝之阴阳总是处在相对平衡状态下,维持其生理。若阴阳失其平衡,肝阳偏亢,浮动于上,便易化火而形成肝火。张志聪说:"阳亢则火壮。"另一方面,其化火过程也与肝胆内寄相火有关。相火失其潜藏,阳气升腾,龙相上逆,便成肝火。唐容川说:"肝为藏血之脏,又司相火,血足则火温而不烈,游行三焦,达于腠理,莫不得其温养之功。若血虚火旺,内则烦渴淋闭,外则骨蒸汗出,皆肝经相火之为病也。"(《血证论》)

3. 湿热化火　湿热时邪内侵肝胆,蕴结不解,湿蕴化热,热从火化,易形成肝火。或肝胆气机郁滞,湿热成毒,蕴而为火。诚如柯琴所说:"厥阴之地,相火游行之区也,其本气则为少火。若风寒燥湿之邪,一入其境,悉化为热,即是壮火。"(《伤寒来苏集·伤寒论翼》)

上述诸因,皆以肝气有余(即太过)为病理基础,即前人所谓"气有余便是火"。气化于火,由郁而生,可出现诸种肝火病证。病证虽多又繁,但理解火邪为病的特点,便能把握其规律。诸如,火为热极,易燔灼一身上下内外;火性炎上,易见头面五窍诸证;火性易动,可致他脏为患;火与阴气不两立,易耗气伤阴动血。了解这些特点,结合肝脏特性,无论怎样复杂的兼证、合并证,便无遁情矣。

肝火的主证以目赤面红,头晕胀痛,急躁易怒,舌红苔黄,脉弦数等为常见症。肝火与肝热有轻重不同的差别,热轻火重,肝热无冲激上逆之象,肝火则必见冲逆燔灼之证,较热欲化未化火的"气火内郁"为重。肝火冲逆无制,影响他脏,往往出现更多病证。所以《类证治裁》说:"且相火附木,木郁则化火,为吞酸胁痛,为狂,为痿,为厥,为痞,为呃噎,为失血,皆肝火冲激也。"很明显,这些病证既可以是肝火直接产生,也可因肝火冲激他脏所致,因此,对肝火的辨证,还要辨清病位之不同。

肝火的治疗原则,一般采用苦寒直折,所谓"热者寒之"。除苦寒直折之外,还应配伍其他方法,以适应变化多端的肝火病证。常见的配伍方法有:①配辛散。根据《素问·六元正纪大论》"火郁发之"的原则,可于苦寒直折的基础上佐以升散,寓升于降,升降同用,以治疗肝火郁遏于内或郁遏于上,火郁不得发泄的病证。②配疏肝。根据《素问·脏气法时论》"肝欲散,急食辛以散之"的原则和火郁极乃发的病机,可清泻肝火与疏肝理气同施,用治肝火燔灼而又见气郁气滞之证。③配养肝。肝肾精血同源,阴虚则阳亢,阳亢则化火,火盛又伤阴血,故可于清肝泄热之中配伍养肝滋阴之法,龙胆泻肝汤中配伍当归、生地,即此意。④配清金。肝火旺盛反侮肺金,可清泻肝火与泻肺同施。⑤配泻心。心为火之主,肝为火之母,心火内亢可引动肝火,肝火过旺可致心火炽盛,故清肝之中配伍泻心火之剂,或谓实则泻其子之义。⑥配补气。火能耗气,又能侵犯中焦脾胃,以致脾胃虚弱,可清肝与补气同施。⑦配重镇。肝火上炎诸证,除以苦寒直折外,皆可配伍石决明、代赭石、磁石等品以镇肝。

要之,实火宜泻,虚火宜养,补虚泻实为治肝火大法。为了便于临床掌握起见,本章重点讨论肝火实证的证治规律,对于肝火虚证,我们将在下面肝火伤阴、肝虚证治等有关章节中讨论。

## 一、肝火上炎清窍

症状:头痛,目赤或痛,颊赤,心烦,急躁易怒,口苦,或耳中作痛,脉弦而数,舌边尖红绛。

证候分析:火性炎上,上炎则气火俱升,直犯至高之巅,故头痛;清窍受蒙,故目赤或痛,颊赤,耳中作痛;心烦,急躁易怒,皆肝火燔灼之证。口苦为火迫胆汁之象,故肝胆火郁,则口苦尤甚。脉弦而数,舌边尖红绛,皆肝火所致。

治法:轻清凉泄。

方药:**清肝泄火汤**。

丹皮12克,桑叶10克,山栀子12克,白芍12克,荷叶6克,钩藤12克,夏枯草15克,生地12克,菊花12克。

加减法:不寐加半夏、秫米;颈项结核加川贝、牡蛎;口苦溲黄加龙胆草。

方义:方中以桑叶、菊花、钩藤、荷叶轻清辛寒宣散于上,以散上炎之火。叶天士说:"辛寒清上,头目已清。"以夏枯草清泻肝火,栀子治火郁之烦,丹皮凉血,三药皆苦寒,可直抑火炎之势。佐以生地、白芍凉血养阴护肝,意在安未受邪之地。

【案例】

史某,男,22岁,患癫痫病,每月发作两次,作时人事不知,手足抽搐,头痛目赤,喉中痰鸣。切其脉沉弦滑数,视其舌苔黄而质绛。辨证:肝火动风、动痰,上扰心宫,发为癫痫。脉弦主肝病,滑数为痰热,而舌苔黄故知其然也。法当凉肝熄风,兼化痰热。

处方:桑叶10克,菊花10克,丹皮10克,白芍30克,钩藤10克,夏枯草10克,栀子10克,胆草10克,生地10克,生石决明30克,甘草6克,竹茹12克,黛蛤散10克,玄参12克。

服药后颓然倒卧,鼾声大作,沉睡两日,其病竟瘥。

【按语】

热盛生风,火盛生痰,风乘火势,火借风威,熄风重在凉肝,治痰法清其火。本案肝火是主要矛盾,继则动风、动痰而上扰心宫,故凉肝以熄风,清火以化痰热,竟取效如响,且凉润之中,寓养肝阴于其中,尤为稳妥。

## 二、肝火内扰胸脘

症状:纳食脘中噎塞,口苦泛恶,烦躁懊侬,脉弦。

证候分析:肝火内扰胸脘,虽能纳食,但脘中噎塞;肝火逆而不能宣达,是以口苦,烦躁懊侬;木火犯胃,是以泛恶;脉弦为肝火内扰之征。

治法:宣泄肝火。

方药:**加减栀子豉汤。**

山栀子 12 克,香豆豉 10 克,川楝子 10 克,橘叶 10 克,竹茹 10 克,芦根 15 克。

加减法:脘中窒痛,呕涎,加瓜蒌皮、贝母;咳逆而便不爽者,加杏仁、枇杷叶;若胸中发满,气机不畅的,加白蔻、枳壳。

方义:方中栀子苦以泄热,寒以胜热;豆豉轻清上行,化浊宣清,宣透解郁,此仿《伤寒论》栀子豉汤法,以泄热除烦。加川楝以舒肝胆之热,配橘叶疏理肝气而不助燥,加竹茹清胃化痰止呕,加芦根清肺胃之热以解毒,务使痰热解除,气机舒展,则肝火自平。

【案例】

张　五七　脉小弦,纳谷脘中哽噎。自述因乎悒郁强饮,则知木火犯土,胃气不得下行所致。议苦辛泄降法。黄连、郁金、香淡豆豉、竹茹、半夏、丹皮、山栀、生姜。(《临证指南医案·木乘土》)

【按语】

肝火内扰胸脘,凉泄是为正治,仍不失"火郁发之"之旨。叶氏大法不变而用药灵活,常用栀子豉汤,佐以微辛宣通,微苦清降,可用治外感热病的风湿、湿温、暑温,以及内伤之胃痛、痞证、呕吐、眩晕、吐血等证,实可谓善用经方,变化而不失原则,可为后世效法。

## 三、肝火扰魂

症状:惊狂初起,不寐神呆,时发惊狂叫喊,不食,不饥,不便,或痫厥肢强,或热蒙头巅,神识如蒙。舌红苔黄腻,脉弦大而数。

证候分析:肝在志为怒。因暴怒惊恐,阳气上逆,相火扰及肝魂,肝魂不宁,故不寐、神呆、不食、不饥、不便,甚则痫厥,神识为蒙;动风则肢强。

舌红苔黄,脉弦大而数,皆肝火之征。

治法:凉肝清火,戢敛肝魂。

方药:加减当归芦荟丸。

羚羊粉 1 克(分冲),山栀子 12 克,大生地 15 克,龙胆草 15 克,芦荟 12 克,木通 10 克,丹参 15 克,青黛 10 克,薄荷 6 克。

方义:方以羚羊、胆草、芦荟、青黛以凉肝泻火,山栀、木通导火下行,生地滋肾水,丹参养心阴而活血,妙在薄荷轻散上达,又免诸药苦寒留滞。全方苦寒直折以清肝火,滋阴壮水以制阳光,辛散透达发越火郁,以通泄州都,而导热下行。

【案例】

叶,二九,五志阳升,神识迷惑,忽清忽甚者,非有形质之邪,乃热气化风上巅,致于竟夜不寐,攻痰疏利,决不效验,先以极苦之药,冀其亢阳潜降。(风阳阳亢)生地、龙胆草、丹参、木通、山栀、芦荟、青黛、薄荷。(《临证指南医案·癫痫》)

【按语】

"攻痰疏利,决不效验"一语,对于肝火扰魂,是为辨治眼目。本案因肝火燔灼,肝魂不藏,自宜禁用攻痰疏利之药,以免伤阴而使肝火愈炽,致病变化而莫测。

应当指出,运用加减当归芦荟丸时,应与张锡纯的安魂汤及《伤寒论》柴胡加龙骨牡蛎汤相鉴别。安魂汤适用于肝魂不藏而兼有痰饮停心之证,故方中用半夏、茯苓清利痰饮,龙、牡安魂定魄,赭石体重以镇肝,龙眼肉甘温而补心血,枣仁敛心肝之阴气,共成心肝同治之法。至于柴胡加龙骨牡蛎汤,乃适用于少阳枢机不利,邪热内陷,而使肝胆之神气不宁,气化失司,以致胸满烦惊,小便不利,谵语,一身尽重,不可转侧之证。意在以柴胡和解少阳之邪,龙骨、牡蛎、铅丹镇肝安魂,大黄泻内结之热,茯苓利三焦之水,务使内外杂沓之邪得以尽解,肝胆之气得以舒顺,则病可愈。三方主治不同,各有所专,亦不难鉴别。

## 四、肝火充斥三焦

肝藏相火,三焦为相火宣布之道。在肝病过程中,若相火不戢,肝火内盛,则可游行于三焦,使三焦之火发作焚烧而有燎原之势。

症状:胁痛,口苦,目赤,耳聋,耳肿,或小便淋浊,阴肿,阴痒,妇女带下等。

证候分析:肝火内盛,燔灼三焦,在上则目赤口苦,耳聋耳肿;在中则胁痛;在下则小便淋浊,阴肿阴痒。若与湿热相伍而下注,在妇人则带下,在男子则阴茎灼痛而小便不利。

治法:苦寒直折。

方药:**龙胆泻肝汤**。

龙胆草、柴胡各9克,泽泻12克,车前子9克,木通6克,生地6克,当归尾9克,炒栀子9克,黄芩9克,甘草6克。

方义:本方能清泻肝经之火,用于湿热下注等证,具有清上彻下之功,故能上清头面五官清窍,下泻膀胱前阴诸疾。以龙胆草泻肝经之火,以柴胡为肝使,以甘草缓肝急,佐以芩、栀、通、泽、车前等药,意在导火下行并与湿热之邪从前阴而出。然皆泻肝之品,故又加当归、生地补血以养肝,盖肝为藏血之脏,补血所以养肝;妙在清肝之剂,反佐养肝之药,寓有战胜扶绥之义。

【案例】

姜某,男,30岁。右足大趾外侧突然红肿疼痛难忍,经西医治疗一周,病情未见好转。脉弦滑数,舌苔厚腻。自诉小溲黄短不畅,口苦为甚。余视其肿毒,正当大趾之端毛际丛处,而厥阴肝经起于此,斯乃肝经湿热下注之证。姜问病何名? 余曰:此足趾发也。治当清肝经湿热之毒。

疏方:龙胆草10克,黄芩10克,柴胡12克,当归10克,生地10克,丹皮10克,白芍10克,木通10克,泽泻10克,车前子10克,蒲公英12克,紫地丁12克。

服三剂而肿消,又服二剂而能下地步行,后配合“红外线”治疗而愈。

## 五、肝火犯肺

症状:干咳少痰,咯血,面红胁痛,呼吸急促,脉弦细数。

证候分析:肝气太过,化火犯肺,以致肺失清肃之令,故干咳少痰,甚则咯血;肝火盛而气滞肝络,故面红胁痛;肺主呼吸,肺气被肝火所燔,故呼吸急促。脉弦细而数,乃肝火盛而肺阴伤之征。

治法:清金制木。

方药:**清金制木汤**。

沙参 12 克,麦冬 12 克,石斛 15 克,枇杷叶 10 克,天冬 10 克,玉竹 10 克,石决明 15 克,丹皮 12 克,栀子 12 克,生石膏 30 克,黛蛤散 16 克。

方义:方中以天冬、麦冬、玉竹、沙参、杷叶、生石膏甘寒清润肺金;以丹皮、栀子、石决明、黛蛤散平肝火之淫威,使金清火伏,而诸症可平。

**【案例】**

方某,女,39 岁。北京地铁职工家属。患支气管扩张十年,屡治乏效,每至春争之日,咯血频频,量多色红,吐痰黄稠,口不渴,时胸痛胁痛,动则短气,情绪激动则易发,纳食、睡眠、二便均可,颜面憔悴,舌质暗淡,苔净,脉弦细数。证属肝火犯肺。治以清金治木法。

方药:青黛 6 克,蛤粉 6 克,花蕊石 12 克,鹅管石 12 克,侧柏炭 10 克,芦根 20 克,苡仁 30 克,冬瓜仁 20 克,桃仁 6 克,红花 6 克,川贝 6 克,马勃 6 克。

守方增损,或佐清化痰热,或佐益气养阴,或佐健脾益肾,经治半年,诸症平稳,次年春竟未复发。

**【按语】**

古人云:"肺如钟,撞则鸣。"肝火上炎,犯肺而咳;肝火灼而肺阴伤,则津液难以润养肺金。唐容川说:"金不制木则肝火旺,火盛刑金则蒸热喘咳,吐血痨瘵并作。"本案即重在清金制木,佐以清热化痰,是以获效。临床对肝火不重而肺火尤甚者,亦可用泻白散加青黛、胆草、黄芩、柴胡等药,以泻肺清肝。

## 六、肝火扰心

症状:心烦不寐,口苦,舌糜,小便色赤,舌红,脉弦数。

证候分析:心主神志,肝火扰心,故心烦不寐;舌为心窍,心热上犯,故舌糜红赤;肝胆郁热,故口苦;脉弦数为肝火内盛之征。

治法:清心泻肝。

**方药:黄连导赤汤加味。**

黄连 6 克,栀子 6 克,丹皮 10 克,生地 10 克,竹叶 10 克,甘草 10 克,木通 10 克,白芍 10 克。

方义:用黄连导赤汤泻心火与小肠之火,丹皮、白芍凉血平肝,此乃实则泻其子之法。

**【案例】**

黎某,女,28岁。心烦少寐,口舌生疮,小便红赤不利,尿道有灼热之感。脉数,舌红苔薄黄。辨为心与小肠脏腑皆热,而阴分复虚之证。

方用:黄连10克,木通10克,生地12克,生甘草6克,竹叶10克,麦冬12克,石斛15克。

共服5剂,诸证悉蠲,小便通利如初。

**【按语】**

脏腑相关,脏有病传相表里之腑者,临床尤为多见。本案系心移热于小肠,故以黄连导赤散泻心与小肠之火;因火热伤阴,阴亏兼见,故加麦冬、石斛清心养阴为佐,是以药后效捷。

## 七、肝火伤脾

肝为五脏之首,其为病必犯脾土,是侮其所胜。若肝火燔灼横肆,亦可伤脾。王孟英说:"肝木横肆,脾胃伤残,土败而色外越之痿黄。"(《温热经纬》)

症状:泄泻,或热痢下重,大便色青,腿疼焮肿,小儿惊泻等。

证候分析:肝郁化火,火燔肆逆,脾土贼伤,故泄泻或热痢下重;青为肝之色,火为亢逆之邪,故大便色青,而腿疼焮肿;肝主惊,泄泻乃为脾病,故小儿易见惊泻等症。

治法:清肝扶脾。

方药:**清肝扶脾饮。**

山栀10克,黄柏10克,川楝10克,龙胆草10克,钩藤10克,通草9克,苡仁15克,晚蚕沙10克,车前子9克。

方义:方中以川楝、胆草、山栀、黄柏清泻肝胆三焦之火,苡仁、车前子扶脾祛湿,蚕沙化浊,钩藤平肝,共奏清肝扶脾之效。

**【案例】**

马翠庭嬖尹令宠,患两腿疼肿,便溏不渴。医进苍术、木瓜、萆薢、独活等药,其病日甚,不食不眠,筋掣欲厥。孟英切其脉弦滑而数,询其溺热极如沸,曰非寒湿也,肝火为患耳,便泻是土受木乘,不渴乃内有伏痰。

予栀、柏、芩、连、茹、楝、通草、半夏、蚕砂、丝瓜络为方。一剂知,二剂已。(《王氏医案三编》卷三)

## 【按语】

本案系肝火而兼脾湿之证。疼肿、脉数,是肝火之征;便溏、口不渴、脉滑,是伏痰所致;痰为脾病属标证,火为肝病属本证。故王孟英独具慧眼,以泻火化痰、通络止痛为治,故获"一剂知,二剂已"的效果。

## 八、肝火灼肾

肝肾为母子之脏,肝火下迫,劫灼伤肾,为子病及母。

症状:血与溺俱下,痛不可忍,心神烦乱,目赤口干,舌红苔黄,脉弦数。

证候分析:本证多见于血淋病中,因肝火下迫,动血伤肾,肾失闭藏,血热络伤,故血与溺俱下而痛不可忍;肝魂不宁,故心神烦乱;目赤口干,舌红苔黄,脉弦数,皆肝火之征。

治法:清肝滋肾。

方药:**清肝滋肾汤**。

川楝子 12 克,川连 6 克,龙胆草 9 克,知母 9 克,黄柏 9 克,龟板 15 克(包煎),鲜生地 15 克,莲子心 10 克,金钱草 30 克。

方义:方中以大补阴丸滋阴泻肾火,川楝、胆草泻肝火,川连、莲心清心泻火,心肝肾同治;金钱草清热通淋。合方配伍,具有清肝滋肾之效。

## 【案例】

病由丧子,悲愤抑郁,肝火偏盛,小水淋浊,渐至遗精,一载有余,日无虚度。今年新正,加以左少腹睾丸气上攻胸,心神狂乱,龈血目青,皆肝火亢盛莫制也。经云:肾主闭藏,肝司疏泄。二脏皆有相火,而其系上属于心。心为君火,君不制相,相火妄动,虽不交合,精亦暗流而走泄矣。治法当制肝之亢,益肾之虚,宗越人东实西虚、泻南补北例。

川连、黑栀、延胡、赤苓、沙参、川楝子、鲜地、知母、黄柏、龟板、芡实。另当归龙荟丸一钱,开水送下。(《柳选四家医案·评选环溪草堂医案·卷下·遗精门》)

## 【按语】

本案肝火而兼肾虚,因情志抑郁,继而小便淋浊,龈血目青,心神狂乱,皆一派肝火之证,但木火之所以有余,由金水之不足,金不制木则木旺,水不制火而火炎,故采用秦越人"泻南方,补北方"之法为治。

### 九、肝火动血

症状:烦热胁痛,胀满动血,或咳血、呕血、吐血、衄血,或脘痛而有积气。舌红,苔黄,脉弦数。

证候分析:肝郁化火,火旺伤阴,是以烦热胁痛而胀;热扰肝血,肝血不藏,故见咳血、呕血、吐血、衄血等血证;木火横逆,顺乘阳明,则脘痛而有积气。舌红苔黄,脉弦数,为肝火之征。

治法:清肝平肝,凉血止血。

方药:**化肝煎加减**。

白芍12克,青皮10克,陈皮10克,丹皮10克,山栀12克,土贝母9克,泽泻10克,生地15克,玄参12克,白茅根30克。

肝热甚而目赤颧红者,可加羚羊角;若出血不止,可加小蓟、茜草、犀角[1]。

方义:白芍敛阴以护肝;青、陈皮疏肝以利气;丹、栀凉血以清肝火,因气火煎熬津液成痰,故加土贝母解郁化痰;泽泻滋阴利水以协疏泄;又加生地、玄参养阴清热凉血;白茅根止血而治吐衄。

【案例】

王某,男,21岁,工人。右侧鼻衄,反复发作两年,屡用归脾诸方而效不显。就诊时,患者鼻衄不止,量多鲜红,周身乏力,心慌气短,口干不欲饮,大便2~3天始解一次,口唇干渴,皮肤黧黑,舌质红,苔薄黄,脉弦细数,血小板计数为6.3万。辨证为肝气化热,热迫血行,治以清肝凉血为法。

方用:水牛角粉6克(另冲),生地15克,赤芍10克,丹皮9克,小蓟10克,龙胆草9克,犀角末1克(另冲),茅根15克,青黛6克,玄参15克,茜草10克。

此方服至10剂,鼻衄不发,唯感头晕而已。血小板升至10.5万,舌红苔薄黄,脉弦细小数。综合以上脉证,仍为血热未净之象,于上方清热凉血中,佐以清络之法。

生地15克,丹皮9克,赤白芍各9克,当归9克,玄参15克,女贞子15克,青黛6克,连翘10克,银花10克,莲子心6克,丹参12克,旱莲草

---

1 犀角:现为禁用品。下同。

12 克。

服至 20 剂,其病痊愈。

**【按语】**

本案始以清肝凉血为法,故药后衄血得止。又因肝与心包同属厥阴,而手厥阴心包又主管营血,故衄止后,佐用清营络之药,使深伏营分之邪热得以透解,以巩固疗效。

## 十、肝火下迫大肠

症状:下痢后重,腹痛里急,大便脓血,渴欲饮水,肛门灼热,舌红,苔黄腻,脉弦数。

证候分析:热性本急,湿性则缓,湿热下迫于肠,肝不疏泄,故便下脓血,里急后重,肛门灼热。舌红苔黄腻,脉弦数,皆肝经湿热之征。

治法:清肝燥湿,坚阴止痢。

**方药:白头翁汤。**

白头翁 12 克,黄连 9 克,黄柏 9 克,秦皮 10 克。

方义:方以白头翁为君,为清肝凉血之专品,配黄连清湿热、厚肠胃;黄柏泻下焦之火以坚阴;秦皮苦寒而清肝凉血。

**【案例一】**

陈氏　温邪经旬不解,发热自利,神识有时不清。此邪伏厥阴,恐致变痉。白头翁、川连、黄芩、北秦皮、黄柏、生白芍。(《临证指南医案·痢》)

**【案例二】**

蔡　内虚邪陷,协热自利,脉左小右大,病九日不减,是为重症。议用白头翁汤方加黄芩、白芍。(《临证指南医案·痢》)

**【按语】**

"邪伏厥阴""内虚邪陷",指肝火下迫大肠。这里的"内虚"是指误下,抑或肝阴不足;"邪伏"是指湿热伏于厥阴;"邪陷"是指传经之邪陷入厥阴,故皆以白头翁汤清肝凉血止痢。加入黄芩、白芍,乃有黄芩、白头翁合方之美,而清肝胆之热。

肝火内燔之证,种种不一,既可游行于三焦腠理,也可充斥一身上下内外。王旭高云:"肝火燔灼,游行于三焦,一身上下内外皆能为病,难以枚举。如目红颧赤,痉厥狂躁,淋秘疮疡,善饥烦渴,呕吐不寐,上下血溢皆是。"(《西溪书屋夜话录》)

肝火燔灼的治疗原则,应本着"木郁达之""火郁发之""寒者热之"的原则,分其在上在外,宜清宜散;在外在内,宜泄宜攻。如金不制木,必佐以清金;水亏木旺,宜滋水以涵木;兼有心火者,泻心为先;郁怒化火者,清化是务。总之,宜根据气郁轻重,火亢程度,病位浅深,分别进行辨证论治。

# 第四章　肝火伤阴证治

从肝病发展来看,肝气化火之后,必然有伤阴之举。上一章内重点讨论肝火证治,因肝火燔灼,宜侧重于清泻肝火;本章准备讨论肝火伤阴证治,重点讨论伤阴后的证治规律。

中医学认为,阳气与阴精是相互对立统一的辩证关系,是人体赖以保持"阴平阳秘"正常生理功能的必要条件。"阴具有涵阳"的作用,阴充阳涵,才能使阳不浮而"秘",若阴不充而阳不得其涵,则阳易浮而无制。因此,明辨阴精的损伤与否、损伤的程度如何、何脏损伤等,对指导肝病的治疗,揭示肝病的预后、转归,都有重要意义。由于火易伤阴的特性,所以肝火伤阴尤为多见。

阴精是精、血、津、液等基础物质的统称。人身之形赖其充养,五脏六腑、皮肤毛管、五官九窍、四肢百骸皆赖其濡润。若以脏阴为例,无一脏不是以阴为基础而使其功能得以发挥。肝得阴则化刚为柔,而遂条达之性;肺得阴而养其娇,使其清虚而宣降;心得阴而神明不乱,血脉充养;肾得阴而主蛰,并赖以涵肝、济心;胃得阴而能纳降,脾得阴而能运化,脾胃得阴,始能阴濡阳充,升降自如;肠得阴而能传化畅通,膀胱得阴而能资助气化。由此可见,人身不可无阴的濡养,无阴则阳无以化,这是生命运动的基本规律。

肝火伤阴,既可自伤,也可伤及他脏之阴。从病变发展过程来看,尤以自伤肝阴、中伤胃阴、下伤肾阴最为多见。自伤肝阴,则以伤肝血为易见,表现为眩晕、消瘦、脉细、舌质淡,及妇女经少、经淡、经闭等症;中伤胃阴,则以伤胃中津液为主,表现为胃中灼热、口咽干燥,睡后尤为明显等症;下伤肾阴,则以伤肾精为最,表现为五心烦热、腰腿酸软、眩晕耳鸣、舌光红无苔等症。尽管由于伤阴程度与脏腑密切相关,但因为精血津液同源,所以,在病变时常常损则俱损,荣则俱荣。这就说明,我们在辨证时既要注意与脏腑的关系,也要动态地观察其内在联系。

脏阴亏损之脏腑不同,治有差别。肝阴虚重在养血护阴;胃阴虚重在清润救液;肾阴虚重在滋腻厚味。不识其主次轻重,滋养不当也会影响疗效。温病易伤津液,肝火则易伤肝、胃、肾之阴。热病伤阴,其来亦骤,阴液恢复也易;肝火伤阴,往往渐积而成,非一朝一夕所能恢复,诚如陈良夫所说:"五志所化之火为内火,虽不及热病之烈,但其害则胜过热病,积以时日,大有吸尽西江之虞。"(《陈良夫专辑》)

论治肝火伤阴,重点虽在养阴,但阴虚则火旺,在滋培阴精之时,应当视火邪亢烈程度,略佐清降之品,但忌苦寒化燥,更伤其阴。现对其证治规律分述如下:

## 一、肝火自伤肝阴

肝火太过,肝阴必伤。因肝火亢烈为害,则宜清宜泻;因阴虚而火旺,则宜滋宜养。因此,肝火自伤肝阴,治宜养肝阴为急。

症状:头痛眩晕,耳鸣,右胁痛,面红舌干,齿衄便血,脉弦而细数。

证候分析:肝火旺,则齿衄便血;肝络不和,则右胁作痛;虚火上犯,故耳鸣。肝内寄相火,血虚则不能制气,阴虚则不能潜阳,是以头痛眩晕,面红舌干,脉弦细而数也。

治法:养肝阴,平肝火。

方药:**养阴平肝汤**。

生熟地各 12 克,女贞子 12 克,潼蒺藜 9 克,枸杞 9 克,怀牛膝 10 克,白芍 12 克,菊花 10 克,钩藤 10 克,煅石决明 12 克。

方义:方中以生熟地、女贞子、蒺藜、枸杞滋水涵木,以养肝阴;白芍敛护肝阴;怀牛膝养肝肾之阴而引血下行;菊花、钩藤、石决明平肝火,定肝风。全方配伍,重在养阴平肝之用。

【案例】

鲁某,男,49 岁。头晕耳鸣三月,予平肝泻火不效,化痰通络不愈,转见胸胁闷痛,筋脉时抽搐,苔黄薄而糙,脉细弦而沉。诊为血不营肝,虚火时起。守养阴平肝汤,10 剂而愈。因证属下虚上实,标本兼顾而效捷。

## 二、肝火中伤胃阴

症状:口燥咽干,尤以睡眠后明显,自觉胃中灼热,心烦,食减,甚至厌恶荤腥,心下痞闷,噫气不除,或胸胁发满,其脉弦细,舌红而绛,少苔或无苔。

证候分析:肝气郁结,初起而肝阴不伤者,可用疏肝理气之法;日久化热伤阴,多属血不制气、阴不潜阳之证,其治当与前者迥然有别。魏柳州说:"阴血不虚则肝叶柔而下垂,阴血不足又加怒火则肝叶燥而升举。"魏氏的肝叶垂、举之说,虽不足信,但是血虚之后,肝气横逆则是必然结果。因此,治疗阴虚的肝气,当投以甘寒凉润,忌用香燥辛热,以防劫阴。本证口燥咽干,尤以睡眠后明显,自觉胃中灼热而心烦,为胃中津液不足,胃气不和之象;饮食减少,乃胃阴虚而内热之征;肝气不得胃津之柔,则气逆而上,故胸胁发满,心下痞塞,而噫气不除;脉弦细主肝病而阴虚;舌红绛少苔,主阴虚而有热。

治法:滋胃柔肝。

方药:**益胃和肝汤**。

玉竹 10 克,生地 10 克,麦冬 15 克,沙参 15 克,枇杷叶 6 克,荷蒂 6 克,川楝子 6 克,白芍 6 克,佛手 9 克,郁金 9 克。

方义:用玉竹、麦冬、沙参、生地补益胃阴,以制肝气之横;枇杷叶、荷蒂降胃气之逆,以治噫气;川楝子、佛手理气疏肝而不助燥;白芍平肝,郁金解郁。

**【案例】**

吴某,男,32 岁。患病一年之久不能食,虽食则胃脘胀满,嗳呃而胃中有声,两胁胀满,口咽发干,以睡眠后尤甚。医以其食减腹泻,认为脾虚,投以人参健脾丸,诸证未止,夜寐梦遗,脉弦细,舌尖红如锦。

证候分析:脉弦病在肝胆,细脉又主阴虚,舌红如锦则阴虚之象不难辨认;口咽干燥为津液不滋之象;胃脘胀满为肝胃失和之象;风阳内迫肠胃则便泻,故不能饱食。此证宜甘寒生津柔肝,戢其阳用之过则愈。今误用辛燥,助阳灼阴,甚则伤阴动火,而精关为之不固。治法:柔肝养胃。

方守养胃柔肝汤。服 20 剂,其病即愈。

**讨论与体会:**

养胃阴学说由叶天士提出,后来的医家亦颇重视。临床上只要见到口咽发干,以睡后明显,不思饮食,或知饥不食,并有心烦低热,大便干燥,干呕作呃,舌红少苔或无苔,或舌中心光剥,脉象细数等症,即可诊为胃阴不足。

"纳食者胃,运化者脾","阳明燥土,得阴自安",故胃之刚燥必济之以柔润,胃之和降必以通为补,所谓"六腑以通为补"也。然养胃之法既非辛开苦降可用,亦忌苦寒下夺,只须甘平、凉润以养胃阴,叶天士养胃汤可用。然则欲养胃阴,当恰如其分而不偏不倚,斯为善养。具体而言,有以下七个方面的治法：

1. **甘寒** 凡燥热之症，火盛灼液，或病后肺胃津亏，以致虚痞不食，舌绛咽干，烦渴不寐，肌燥灼热，便下不爽，"头痛耳鸣，九窍不利，肠胃之所生也"，当甘寒、甘凉以养胃阴，候津液来复，使之通降则已。"舌绛而光，当濡胃阴。"方如叶天士养胃汤、鞠通益胃汤、五汁饮、玉竹麦冬汤、清燥汤等，如不能济之以甘寒，"恐将来液亏燥起而成干咳身热之怯证也"。"燥伤胃阴与燥伤肺阴同法，所以谓救胃即所以救肺也，故用药无大异。"但临床选方用药应略有出入，润肺宜取轻清，养胃宜取气味略厚之品。

2. **甘酸** 胃阴不足，易致肝失疏泄，取酸味入肝柔筋养血，甘寒养胃生津，酸甘合法，两济其阴。凡胃阴不足所致不饮不食而潮热，得食而烦热愈加，津液不复者；肺阴不足而消渴、咯血、干咳少痰者；肝阴不足而脘腹痛、便血，甚则筋挛者；均可用此法进行加减。若肝阴虚，胃汁竭，可选用乌梅、木瓜、玉竹、人参、生地、阿胶、麦冬汁、白芍等味。

3. **甘辛凉** 胃为肺金之母，凡外感燥邪，或肺燥胃阴伤，多在甘凉之中佐以辛宣，以辛凉甘润肺胃为先。如干咳无痰，气逆而喘，咽燥胁痛，口渴，舌质红苔白而燥，可选用清燥救肺汤、桑杏汤、麦门冬汤、竹叶石膏汤等。大凡津液干结而为患，当佐以辛通之品，以宣通气机，不宜一味敛清呆补。

4. **甘咸寒** 阳明燥热迫及肾阴，以致肾阴将涸，亡阴失水，治宜甘寒之中，佐以甘凉柔镇之品。咸可利胃，质之柔以补阳中之阴，症见口燥咽干、神倦欲眠、舌赤苔老、脉结代，可用加减复脉汤以复其阴；若脉气虚弱，舌绛苔少，时时欲脱，甘酸咸之大定风珠（汤）投之，救得肾液，始保胃津，即使是肾液耗伤不甚，亦可佐咸润以安未受邪之地。

5. **甘平** 土为万物之源，胃为养生之主，胃强则身强，胃弱则身弱，是以养胃阴济以甘平。甘平之品无偏寒偏热之弊，又有益气生血之功。周慎斋说："胃有邪火，宜养不宜燥……养者，养胃阴也。"并说："胃脉见豁大，保元四君子加麦冬、五味。"唐容川在《血证论》中说："夫失血之人所以易于停食者，多是胃中有热，贪多饮食，既食之后，脾津枯少，不能糜烂消化，是以易于停食，宜四君子汤加黄精、山药、玉竹、天花粉、麦芽、白芍、生地黄、枸杞子、当归、麦冬、山楂、萝菔汁煎服。此等治法，但读东垣《脾胃论》者，断不能知。"其实，凡五脏阴血津液耗伤，或老年纳谷不佳，皆可甘平调之。

6. **甘淡** 土薄力弱,生化无权,胃阴不复,胃气不足,临床常见病后不饮少纳、神疲溲黄、舌绛苔腻等症。治疗上甘温益气嫌其燥,甘寒与甘平之剂又不免过柔,当法取甘淡,即甘守津回,淡渗运脾,药如芦根、苡仁、茯苓、石斛、生扁豆、生谷芽、粳米等等。

7. **食养** 食养之法,首当注意食复。热病胃阴未复,强食后则"谷气相搏,两热相合"而病复,治之以清淡滋润饮料为上,吴鞠通所制牛乳饮、雪梨浆等,配合休息而使人康复。

由此可见,养胃阴之说的创立,大大丰富了柔肝之治。仲景一部《伤寒论》,其宗旨即是"保胃存津"。后世温病学家对养胃滋阴尤为重视。王孟英说:"余谓凡治感证,须先审其胃汁之盛衰。如邪渐化热,即当濡润胃腑,俾得流通则热有出路,液自不伤,斯为善治。"这就说明外感热病中濡养胃阴之重要。在肝病发展变化过程中,濡养胃阴亦同等重要。叶天士说:"胃是阳土,以阴为用,木火无制,都系胃汁之枯。"因而,叶氏重视"通补阳明以制厥阴"之治,其道理即在于此。

### 三、肝火下伤肾阴

症状:烦躁面红,目赤带眵,性急易怒,男性阳易勃起、梦遗走泄,五心烦热,腰腿酸软,舌光红无苔,脉弦细数。

证候分析:阴虚阳动,水虚火燔,故烦躁面赤,目赤带眵,性急易怒,梦遗走泄。舌尖红无苔,主阴液损伤;脉弦细数,主阴虚火动。

治法:滋肾水以和阳。

方药:**知柏地黄汤**。

生地 10 克,熟地 10 克,丹皮 10 克,白芍 10 克,知母 6 克,黄柏 6 克,山药 10 克,山萸肉 6 克,泽泻 6 克,茯苓 6 克,龟板 10 克。

方义:用六味地黄汤以滋肾水,加龟板大补真阴,白芍平肝养血,生地凉血柔肝,知母、黄柏以泻相火之旺,此"壮水之主以制阳光"之法。

【案例】

吕某,男,37 岁。患慢性肝炎,续发阴虚火动,经常梦遗,见其爱人,即欲性交。会阴部与耻骨和龟头时发瘙痒,一痒则阴茎勃起,经久不衰,并伴有失眠、心烦、口苦、咽干等症。望诊所见:患者两颊绯红,两目生眵,舌绛而苔黄腻,额上涔涔汗出。切其脉弦细且数。

辨证:肝病日久,阴受伤而相火旺,阴不制阳,阳用过极,而续发以上诸证。治法:泻肝肾之火,补已虚之阴。

方药:柴胡 9 克,胆草 9 克,知母 9 克,黄柏 9 克,当归 9 克,白芍 15 克,生地 12 克,女贞子 15 克,旱莲草 15 克。

服三剂而梦遗未发。惟小便浑浊,小腹胀痛而已。

转方用:苍术 9 克,黄柏 9 克,知母 6 克,胆草 6 克,木通 6 克,泽泻 6 克,以清下焦之湿热,则阴痒与小腹胀痛随之而愈。

【按语】

肝藏血而肾藏精,然皆内藏相火,若血与精两伤,则肝肾之火必炎,诸证必然丛生。

## 四、肝肾阴虚,虚火上炎

症状:低热起伏,胁痛气胀,呕吐酸水,舌红绛,苔薄黄,脉弦细数。

证候分析:阴虚则内热,水亏则火旺,是以低热起伏;肝血虚少,阴虚气滞,则胁痛;肝火犯胃则呕吐;舌红绛,苔薄黄,脉弦细数,无非阴虚火旺之象。

治法:滋补肝肾,佐以清肝。

方药:**滋水清肝饮**。

熟地 12 克,山萸 10 克,山药 12 克,丹皮 10 克,茯苓 10 克,泽泻 10 克,柴胡 6 克,白芍 10 克,山栀子 3 克,酸枣仁 10 克。

方义:该方由六味地黄汤加白芍、柴胡、山栀、枣仁而成。六味地黄汤原载《小儿药证直诀》,专为真阴亏损,虚火上炎者设。今阴虚生内热,血虚则肝燥而不柔,故加入白芍、酸枣仁护阴安魂,栀子清三焦游热,柴胡疏利肝气,从而肝肾同治。

【案例】

阁老李序庵,有门生馈坎离丸,喜而服之。余曰:"前丸乃黄柏、知母,恐非所宜服者。《内经》有云:壮火食气,少火生气。今公之肝肾二脉数而无力,宜滋其化源,不宜泻火伤气也。"不信,服将两月,脾气渐弱,发热愈甚,小便涩滞,两拗肿痛。公以为疮毒,余曰:"此肝肾二经亏损,虚火所致耳,当滋补二经为善。"

遂朝用补中益气汤,夕用六味地黄丸,诸症悉愈。余见脾胃素弱,肝肾阴虚而发热者,悉服十味固本丸与黄柏、知母之类,反泄真阳,令人无子,可不慎哉!(《明医杂著》卷之一《医论》薛己按)

**【按语】**

肝肾阴虚可致虚火上炎,或肝火燔灼,亦可伤伐肝肾之阴,但论治有别。前所论二证,虽可从六味地黄汤滋补肾阴基础上演变,但本案系因龙雷之火不潜藏,治则大别矣。本案贵在用补中益气汤升举清阳,以消阴翳,则阴火自除,复以六味地黄汤培肝肾之本,则龙雷之火不再升腾矣。若蛮用苦寒之品以直折,反泄真阳,变证就会立起,故附此案以资鉴别。

综上所述,肝气化火必然灼伤阴血,其所伤之阴关系五脏之阴,而以肝阴、胃阴、肾阴为多见。血为阴类,肝赖血以养,肝血虚则阴虚,肝体必不柔而为病;胃阴关系十二经,"十二经皆禀气于胃,胃阴复而气降得食,则十二经之阴皆可复"(《温病条辨·中焦篇》)。肾阴为五脏脏阴之根,"五脏之阴非此不能滋"。且肝肾精血同源,肝病关系肾阴而尤亟。因此,肝气化火伤阴,重点在肝阴、胃阴、肾阴,抓住重点,辨证论治,自可收到事半功倍之效。

# 第五章 肝风证治

肝风系指内风而言。其发生原因：①阳气有余所变。如叶天士说："内风乃身中阳气之动变。"②由肝火发展而来。王旭高说："内风多从火出。"因肝为风木之脏，主动主升，故在肝病过程中，凡是抽搐、震颤、眩晕等动象，都与肝风有关。现将肝风证治概述如下：

## 一、肝火动风

"内风多从火出"，火乃气郁而变，故风虽由火生，实从气郁而化，故始于气分，继则传营入血，产生种种病变。

### （一）气热风动

症状：高热汗出，口渴欲饮冷，手足瘛疭，或颈项强直，舌苔黄燥，脉弦滑数有力。

证候分析：由于阳明热盛，引动肝风而发。阳明有热则汗出高热，口渴饮冷，舌苔黄燥；肝风内动则手足瘛疭，颈项强直，而脉弦滑有力。

治法：清热生津，凉肝熄风。

方药：**加减白虎汤**。

生石膏30克，知母12克，甘草6克，粳米10克，生地12克，玄参12克，麦冬20克，羚羊粉1克（另冲），杭菊花炭10克，丹皮10克。

方义：用白虎汤清阳明无形之气热，加生地、玄参、麦冬生阴液以制阳光，加羚羊粉、菊花炭、丹皮平肝熄风以治拘急之证。

【案例】

李儿，甫周岁而患温病，由于误服刚燥之药，继发高热，汗出不退，口渴心烦，四肢抽搐，且不时昏厥。脉弦滑而数，舌质红绛，苔则薄黄燥。辨证为温热袭于气分，阳明热盛，灼津耗液，而引动内风之证。治当清热滋液，平肝熄风为法。

方用：生石膏30克，知母10克，玄参10克，生地10克，甘草6克，白芍10克，羚羊角粉2克（冲服），生龙骨12克，牡蛎12克，麦冬12克，竹叶6克。

此方服一剂则热退大半，又服一剂而热不发、抽搐止，乃以五汁饮意调理而安。

【按语】

气热动风,清气分之热是为主法。热盛伤阴,故必滋液。风动而搐不止,平肝即可以熄风。是案投效,可资证明。

(二)营热风动

症状:身热晡甚,口渴而不欲饮,烦躁,两目上视,手足瘛疭,颈项强直,甚则角弓反张,舌红绛无苔,脉弦细而数。

证候分析:肝藏血主动,心主血属营,热入心营,伤及肝血,可见动风之证。心营热盛,故身热夜甚,口反不渴;邪扰心包,故心烦躁扰,甚则谵语、狂躁;肝热生风,血不养筋,故筋急而动风,两目上视,颈项强直,角弓反张。舌红绛无苔,脉细数,皆心营热盛、肝热伤阴之征。

治法:清营透热,凉肝熄风。

方药:清营汤加减。

犀角粉 3 克(另冲),细生地 15 克,玄参 10 克,竹叶心 12 克,麦冬心 10 克,黄连 6 克,银花 10 克,连翘心 10 克,钩藤 6 克,羚羊角粉 1 克(另冲),丹皮 10 克。

方义:犀角咸寒,清心营之热,配生地、玄参、麦冬以养阴,甘寒咸寒并用,养营阴而清营热;黄连苦寒清心泻火,银花、连翘、竹叶轻清透泄,宣透气机,使营分热邪有外达之机。营热得除,肝热可清;营阴得复,肝阴亦充。加入羚羊角粉清肝热,丹皮凉肝血,钩藤平肝风,是以有清营热、熄肝风之效。

【案例】

抗日战争时,予僻处山岩,一日傍晚,有彭姓少妇来请出诊曰:病孩惊厥已三日,音哑鼻煽不知人。遂与同往。至则见病孩僵卧床上,目正圆,赤筋暴露,舌上无津,干缩,皮肤炕熯,郁热蒸蒸,询知发热八九日,三日前狂谵,续变晕厥,诊脉弦劲。予曰:热入心包,风阳上巅,心脑同遭震撼,液为火蚀,窍为邪蔽,病已濒险。拟方润液救津,撤热散结,宁心透络,回苏醒窍。

用鲜生地一两,元参心四钱,连翘心、连心麦冬各三钱,莲子青心七分,卷心竹叶四十片,苦百合四钱,犀角八分(磨汁,冲服)。鲜苇茎三两,煮水煎药,分二次化服至宝丹一粒,当晚一剂,明日晨午一剂。

下午复诊,病无进退,询知多日未大便,仍用煎剂,改至宝丹一粒为碧雪二钱,二次化服。越日再诊,得大便一次,皮肤微似汗,眼活动,半有知觉,惟不语,仍以前药,再化服至宝一粒。翌日厥回神清,知呼饮,后以清宫、清络、生脉、复脉加减全愈。(《冉雪峰医案·惊厥》)

【按语】

本案热入心包,风阳上巅,手厥阴心包与足厥阴肝同病,治从清营凉血入手,佐百合、苇茎以清热养心安神,配至宝丹、紫雪散交叉互用,开窍醒神,是以获效如响。

吴鞠通治大人暑痫,言其病理为"热初入营,肝风内动";论其治法,守清营汤加钩藤、丹皮、羚羊角。毕竟营为血中之气,营热必波及血热,亦可出现血热风动,或使病情加重。

(三)血热风动

症状:壮热神昏,头晕眼痛,手足抽搐,颈项强直,角弓反张,甚则四肢厥逆,吐血衄血,全身泛起红斑,舌干绛,脉弦数。

证候分析:血不养气,阴不潜阳,皆可致气动为火,阳动风旋。气血皆热,迫血妄行,是以周身壮热,又见吐血、衄血、红斑等症。热蒸头目,故头晕眼痛;肝风随阳而动,是以手足抽搐,颈项强直,角弓反张。正邪相争,阳气郁闭不达于四末,故四肢厥逆。舌干而绛,脉弦而数,乃肝家血热伤阴之征。

治法:凉肝熄风,镇肝潜阳。

方药:**犀角地黄汤加味。**

犀角 9 克,生地 12 克,丹皮 10 克,白芍 10 克,甘草 6 克,玄参 15 克,竹叶 6 克,麦冬 10 克,紫草 6 克,石决明 30 克。

方义:本方以犀角地黄汤凉血止血,养阴平肝;加玄参、紫草以消斑毒,竹叶清虚热,麦冬养心胃之阴,石决明镇肝以潜阳。

【按语】

本证重点是血热。古人云:"治风先治血,血行风自灭。"但对于血热动风者,则宜遵照"治风先凉血,血凉风自灭"的原则。因此,治疗重点在于清肝凉血。本证较营热动风有别:营热动风乃营阴之虚,致营热而风动,虚实夹杂;本证乃肝经血分实热,以火盛为仇,两者宜加以鉴别。

"风性则动",凡动象皆由于风,故《内经》有"诸风掉眩,皆属于肝"之论。在肝病过程中,"内风都由火出",所以,因肝火而生风者颇为多见,其辨治宜分清在气、伤营、入血的不同变化,而予以恰当治疗。

## 二、肝阳上亢

"阳亢之本,源于水亏。"在肝病过程中,因水亏不能涵木,或肝脏体阴不足,导致肝阳上亢,本虚标实,当急则治标,以平亢阳之急。其证治规律有如下几种:

### (一)风阳上冒

症状:头目昏眩,手足抽搐,或头痛不止,猝然倒地等。

证候分析:肝热亢盛,脏阴被耗,肝阳升动莫制,直冒巅顶,神明被扰,因而头目昏眩,疼痛不止,甚则猝然跌倒,手足抽搐。

治法:熄风和阳。

方药:熄风和阳汤。

石决明30克,珍珠母30克,钩藤10克,生地黄15克,羚羊角粉2克(另冲),桑叶10克,菊花10克,丹皮10克,白蒺藜10克,白芍10克,牛膝10克。

加减法:脉弦、头胀、耳鸣、颧热,去羚羊、菊花、钩藤,加石斛、茯苓、夏枯草;神昏谵语,去生地,加犀角、黄连、菖蒲、郁金;兼痰,加胆星、竹沥。

方义:方中用羚羊、菊花清肝,钩藤、桑叶、蒺藜熄风平肝和阳,珍珠母、石决明介类潜阳,生地滋阴凉血,丹皮凉肝,白芍平肝,牛膝有潜阳下行之功,合用则养肝体。

### (二)水不涵木,下虚上实

症状:头晕、耳鸣,或口眼㖞斜,舌蹇语涩,如身在云中,或兼肉瞤,肢麻,下肢痿软无力,足废不能行。

证候分析:肝赖肾水涵养,才能遂其生生不息之机。肾精亏损,肝失所养,则使肝阳上亢。虚风内动,上犯空窍而成下虚上实之势。上实,则风阳鼓动,见头旋耳鸣,烦躁不寐,肢麻,汗泄,甚则昏晕,口眼㖞斜等症。下虚,则肾精亏乏,肝阴并耗,见腰酸膝软,步履如悬,遗精,带下,舌红,脉细数或弦数。

治法:厚味填下,介类潜上。

方药:熄风潜阳汤。

熟地12克,龟板15克,牡蛎15克,山萸肉10克,五味子10克,茯神12克,磁石15克,青盐10克,怀牛膝15克,女贞子15克,玄参15克,菊花15克。

加减法:若兼遗精或带下,则去磁石、青盐、牛膝,加芡实、莲肉、金樱子;胃虚不纳,则去萸肉、磁石,加人参、紫石英。

方义:叶天士说:"身中阳化内风,非发散可解,非沉寒可清,与六气火风迥异。"(《临证指南医案》)厚味填下,意在两补肝肾以实下,方中熟地、萸肉、五味、龟板、玄参、女贞等品是也;介类潜上,意在重镇潜阳以熄风,牡蛎、磁石等品是也;牛膝补精强足,引血下行;青盐味咸,导龙入海;茯神交通心神,菊花轻清以祛头风,从而又免阴药呆滞之弊,达交通上下之效。

### (三)阴虚阳亢

症状:头目眩晕或者头目胀痛,满面潮红,耳鸣,目涩,口渴,心烦少寐,下肢无力,脉弦滑或洪大,舌红少苔。

证候分析:阴不潜阳,阳亢于上,故见头目眩晕或者胀痛;肾开窍于耳,肝开窍于目,肝肾阴虚而阳气上盛,故见耳鸣目涩。心烦少寐,为水火不济之象;口渴主津伤;下肢无力,是阴精失于下;脉洪大,舌红少苔,亦为阴虚阳亢之候。

治法:滋阴潜阳。

**方药:滋阴潜阳汤。**

石决明 30 克,珍珠母 30 克,生牡蛎 15 克,生龙骨 15 克,龟板 10 克,白芍 10 克,生地 10 克,丹皮 10 克,玄参 10 克,牛膝 10 克,益母草 15 克。

方义:石决明、珍珠母滋阴气潜阳下行;生龙骨、生牡蛎镇静安神,导阳下潜;龟板、生地大滋阴精以制阳;丹皮、白芍平肝以凉血;玄参以滋肾水,且清浮游之虚火;益母草、牛膝引药下行,导阳入阴。

【案例一】

又 左脉弦,气撑至咽,心中惯惯,不知何由,乃阴耗阳亢之象。议养肝之体,清肝之用。

九孔石决明一具,钩藤一两,橘红一钱,抱木茯神三钱,鲜生地三钱,羚羊角八分,桑叶一钱半,黄甘菊一钱。(《临证指南医案·肝风》)

【案例二】

某,二四。晕厥,烦劳即发。此水亏不能涵木,厥阳化风鼓动,烦劳阳升,病斯发矣。据述幼年即然,药饵恐难杜绝。(阴虚阳升)

熟地四两,龟板三两,牡蛎三两,天冬一两半,萸肉二两,五味一两,茯神二两,牛膝一两半,远志七钱,灵磁石一两。(《临证指南医案·眩晕》)

**【案例三】**

又天津铃铛阁街于氏所娶新妇,过门旬余,忽然头疼。医者疑其受风,投以发表之剂,其疼陡剧,号呼不止。其翁在中国银行司账,见同伙沈君阅五期《衷中参西录》,见载有脑充血头痛诸案,遂延愚为之诊视。其脉弦硬而长,左部尤甚。知其肝胆之火上冲过甚也。遂投以镇肝熄风汤,加龙胆草三钱,以泻其肝胆之火。

一剂病愈强半,又服两剂,头已不疼,而脉象仍然有力,遂去龙胆草,加生地黄六钱,又服数剂,脉象如常,遂将药停服。(《医学衷中参西录·治内外中风方》)

**【按语】**

案一病属肝风,阴耗不滋,阳亢已急,故重在凉肝熄风以和阳,以羚羊、钩藤、桑叶、菊花轻宣凉肝,配生地养阴,茯神、橘红理气化痰。案二证名晕厥,阴虚于下,阳亢于上,虚实参半,上实下虚,滋阴培肝肾以填其下,平肝降逆以治其上,法从凉润,使"龙雷宁,则水源生矣"。案三以"脉弦硬而长,左部尤甚"为辨证要目,诊为"肝胆之火上冲过甚",以镇肝熄风而效。由此可见,同属肝阳上亢,但证治有别。

肝病过程中,肝阳上亢者,多不离熄风和阳、熄风潜阳、滋阴潜阳、镇肝熄风四法。肝风初起,风阳上冒,见有冲激之象,多用熄风和阳法;若病情进一步发展,熄风和阳不效,肝阴已伤,则宜熄风潜阳。若阴虚与阳亢,标本俱急,又宜滋阴潜阳,标本同治。若肝阳上亢急剧,肝火之证明显,又宜镇肝熄风。这里要权衡阴虚与阳亢的孰轻孰重。初起侧重于潜阳,后期侧重于滋阴。所以如此治法,是因阳亢急剧,治宜平肝潜阳;阳亢平息,滋阴即是治本。

### 三、阴虚风动

肝脏体阴不足,或水不涵木,以虚为主,风由虚致,诸如血虚而肝体不柔,阴虚而阳上扰等症。其证治特点如下:

#### (一)血虚风动

症状:头昏耳鸣,目涩畏光,偏枯在左,脉左缓大,或四肢经络牵掣,或麻木不仁。

证候分析:肝脏体阴不足,阴血亏乏,血虚不能上荣于目,故目涩畏光,视物昏花;肝血不能上滋,阳气发动,故头晕耳鸣;血虚不能荣筋濡骨,内风袭络,故肢体偏枯在左,脉左缓大,甚则经络牵掣,或麻木不仁。

治法:养肝熄风。

方药:**养血熄风汤**。

制首乌15克,枸杞子10克,当归12克,三角胡麻10克,天麻12克,甘菊15克,石斛12克,怀牛膝15克,小黑豆衣15克。

方义:方中以枸杞、首乌、当归、小胡麻养血和肝,天麻、菊花、稽豆衣平熄内风,石斛滋阳明津液以养四末,牛膝强足补筋兼疗腰痛,并制内风升动。本方对血虚风动,半身不遂,具有养肝和血之妙。

【案例】

钱　偏枯在左,血虚不萦筋骨,内风袭络,脉左缓大。(肝肾虚,内风动)

制首乌四两(烘),枸杞(去蒂)二两,归身二两(用独枝者,去梢),怀牛膝二两(蒸),明天麻二两(面煨),三角胡麻二两(打碎,水洗十次,烘),黄甘菊三两(水煎汁),川石斛四两(水煎汁),小黑豆皮四两(煎汁)。

用三汁膏加蜜,丸极细,早服四钱,滚水送。(《临证指南医案·中风》)

【按语】

"旁走者,血虚为多。"肝风旁走四肢,以肝血不足为多。因肝藏血,血虚不能濡养经脉筋骨,是以经络牵掣,甚则麻木不仁。本案即为血虚风动,故投养血熄风之药而有效。

(二)阴虚风动

症状:头目眩晕,心烦不得卧,筋脉拘急,手指蠕动,舌绛苔少,脉细数。

证候分析:热邪久羁,灼伤真阴,阴不潜阳,则头目眩晕;血虚之甚,阴血不能养筋,故筋脉拘急,手足蠕动。夫心肾水火之相交,虽赖脾气为枢,然肾水上济于心,亦赖肝木为之媒。今肝阴不足,肾水亏而心火亢,致心肾不能交济,是以心烦不得卧。舌绛苔少,脉细数,皆为火旺阴伤之征。

治法:滋阴熄风,平肝潜阳。

方药:**阿胶鸡子黄汤加减**。

阿胶9克(另烊化),鸡子黄2个(另冲),白芍15克,生地15克,炙甘草6克,石决明10克,牡蛎12克,茯神10克,钩藤10克(后下),络石藤12克。

方义:方中以阿胶、鸡子黄填补真阴;白芍、甘草酸甘化阴;石决明、牡蛎镇肝潜阳;茯神宁心安神;钩藤、络石藤利关节,熄肝风;生地养阴凉血。

全方配伍,具有滋阴潜阳、平肝熄风之效。

【案例】

郑某,男,56岁。身体魁梧,面如赤丹,素以体健自豪,一日手搓干辣椒,辣气冲鼻,顿感头目眩晕,心里非常难受,从此生病,夜间少寐,心烦,耳鸣,头晕,心中憺憺作悸,脉弦而直,舌红少苔。辨为阴虚于下,阳亢于上,手足厥阴风火交炽之证。

为疏:生地15克,麦冬30克,炙甘草10克,阿胶10克,生白芍15克,龟板10克,鳖甲12克,牡蛎20克,石决明30克。

此方连服六剂而病情减轻,头晕与心悸显著好转,又服六剂而基本告愈。后以他方巩固。

【按语】

本案病本乃阴虚于下,其标为阳亢于上,本虚标实,虚多邪少,故治宜标本兼顾。一面用加减复脉汤滋阴填下,一面用牡蛎、石决明、龟板、鳖甲平肝阳之亢,是以再诊即基本告愈。

(三)阴脱风动

症状:神倦瘛疭,脉气虚弱,舌绛苔少,有时时欲脱之势。

证候分析:本证为肝肾阴竭,水不涵木,筋脉无津液精血以充养,虚风时动,故神倦瘛疭,脉气虚弱,舌绛苔少,时时欲脱。

治法:救阴熄风。

方药:**大定风珠**。

白芍18克,阿胶10克(另烊化),生龟板15克,干地黄18克,麻仁6克,五味子6克,生牡蛎12克,麦冬18克(去心),炙甘草12克,鸡子黄2枚(后入药汁捣匀),生鳖甲15克。

加减法:气喘而虚者,加人参;自汗,加龙骨、人参、小麦;心悸,加茯神、人参、小麦。

方义:方中以鸡子黄、阿胶滋阴养液以熄内风,辅以地黄、麦冬、白芍滋阴柔肝,龟板、鳖甲、牡蛎育阴潜阳,炙甘草、五味子酸甘化阴,麻仁滋脾润燥。诸药合用,具有滋液填阴、柔肝熄风之效。若兼见气微作喘,是肺气虚而不敛,急加人参以益气保元;若兼自汗,是气虚不能固表,将成阴阳两脱之势,急加龙骨、人参、小麦以益气敛汗固脱;若兼见心悸不安,系心之气阴两伤所致,则加茯神、人参、小麦益气养心。

【案例】

阎某,学生,12岁。温病高热之后,而阴液因之大伤,发脱肉消,神倦瘈疭,且时时泛呃,不欲饮食,脉弦细而舌红。辨为阴液枯竭,肝木失涵,虚风内动,亟防其脱。

乃疏:炙甘草12克,西洋参6克,生地12克,麦冬15克,五味子3克,白芍10克,龟板10克,鳖甲12克,牡蛎5克,火麻仁6克。

此方加减进退,服至30余剂而病方逐渐转安。比及下床,两腿着地而振振欲擗地,洵属温病伤阴之重证也。

【按语】

此证之瘈疭,乃阴液大伤、虚风内动之象,切不可用羚羊、钩藤等药而使气阴反脱也。

阴虚生风,风由虚致,治法较阳亢者迥然有别。阳亢生风,要视阳亢程度而采用平肝潜阳之法,其中虽然也要兼顾培阴,但毕竟是邪多虚少,如熄风和阳重在凉肝熄风;熄风潜阳法应用之证,虽然也有阴伤之象,但阴伤并不严重,故仍以潜阳为目的;阴虚生风,则视其阴虚程度,而采用培补肝肾之阴为大法。如黄连阿胶鸡子黄汤,则重在阿胶、鸡子黄血肉有情之品,质重味厚,育阴熄风,增液润急,至于平肝熄风之品则仅为佐使;大定风珠则用于阴虚风动,邪已去八九,真阴反存一二,是纯虚无实之证,故重在味厚滋补以滋阴养液,从而填补欲竭之真阴,潜摄未尽之浮阳,平熄内动之虚风,务使阳安其位,病情才有转机。加味赤石脂禹余粮汤用于阴脱阳越,此时阴阳均已告困,虚风内动,故从仲景桃花汤疗少阴阳虚的基础上,一变而为少阴液亏风动、阴阳两补之方。至于血虚生风,旁走四肢,舍补肝养血则无恰当治法。由此可见,肝肾阴虚,虚风内动证,治之各别。

值得提出的是,俞根初在《通俗伤寒论》中谈到"阴下竭,阳上厥"一证的病理及证治规律,很可借鉴。他认为,肾中真阳寄于命门,命门又为精室之门,前通外肾,后通督脉,只要在肾任阴虚的情况下,阳就会无所依附而外越,任阴不足,冲气失纳而上冲,故有"阴下竭,阳上厥"之证,治疗"欲潜其阳以定厥,必先滋其阴以镇冲",创坎气潜龙汤为治。处方:坎气(初生脐带)、龙齿、珍珠母、白芍、生地、牡蛎、磁朱丸、白薇。方中妙用白芍、白薇,一在敛肝和营,一为纳冲滋任,颇具巧思。

### 四、肝风挟痰

肝病过程中,因木燥火生,火生风起,更兼脾虚不化水谷精微而生痰浊,痰浊又为风阳扇动,则痰激火生,火生风扇,交炽为患,诸证频起。

#### (一)风痰交炽

症状:头眩目晕,呃逆清水,胸痹窒塞,神烦不寐,肢麻,纳少痰多,甚则癫狂昏仆,脉弦滑,舌红苔黄腻。

证候分析:"诸风掉眩,皆属于肝","无痰不眩,无火不晕",风火夹痰交炽为患,故头目眩晕、肢麻;扰胃则呃逆清水,扰神则神烦不寐,扰脾则纳少痰多;阻滞胸膈,故胸痹窒塞;痰火迷神,故见癫狂昏仆。脉弦滑,舌红苔黄腻,为痰火之征。

治法:祛风化痰,佐以清热降火。

方药:二陈汤加味。

法半夏 12 克,胆南星 10 克,橘红 12 克,茯苓 15 克,天竺黄 10 克,甘草 3 克,钩藤 15 克(后下),石菖蒲 10 克,天麻 15 克,黄连 10 克。

方义:方中以二陈汤燥湿化痰,天竺黄、菖蒲、胆南星清化热痰,天麻、钩藤平肝风,黄连清热泻火,使痰火降而风自熄。

【案例】

曾治皇城峪一煤矿主人,痰火内发,动风上扰,症见头目眩晕,舌塞难言,血压升高,面红如醉,痰涎壅盛,脉弦滑且数,舌黄腻而厚。

遂用:竹茹 15 克,胆星 10 克,半夏 10 克,黄连 10 克,胆草 10 克,羚羊角粉 1 克,橘红 10 克,天麻 10 克,钩藤 10 克,牛膝 10 克,益母草 10 克,茯苓 10 克。

服三剂,头晕轻而欲睡,谈说变易,视其舌苔变薄,乃于前方又加白芍 12 克、当归 10 克,减去羚羊、胆草,服六剂,而逐渐康复。

【按语】

本案以头目眩晕、舌塞难言、面红如醉、脉弦滑且数为辨证眼目,知为痰火内发,动风上扰所致。首诊时,先用黄连温胆汤加平肝之羚羊、钩藤,熄风之天麻,活血降压之牛膝、益母草,苦寒泻火之龙胆。药后即见效机,再诊则去羚羊、胆草,而加入归芍养阴护肝。可见,临证须知随证应变,才能法活机圆。

应当指出的是,痰火风交炽,多本虚标实,一般宜先治其标,以泻火开痰,佐以祛风之药。临床上要注意"二忌三宜"。"二忌"是:一忌劫燥化痰,免伤阴致变;二忌酸涩收敛,免敛邪为患。"三宜"是:一宜理阳明,华岫云说"痰多者必理阳明",理阳明重在和胃化痰,药如竹沥、姜汁、菖蒲、橘红,可随证加入;二宜扶太阴,虚则扶脾,"脾为生痰之源",脾升则痰自化、风自熄,若中虚可佐入人参,或兼服外台茯苓饮;三宜咸苦甘凉、佐微酸辛,咸苦酸甘,益阴泻火,以柔济刚,辛味虽阳,以其能通散,助金而制木。用药在"三宜"中权变,可收良好效果。但毕竟肝风夹痰,需要平肝熄风与化痰相配伍,是以本法与运脾燥湿熄风的半夏白术天麻汤有别。

### (二)肝肾阴虚,风痰内扰

症状:头晕头痛,耳鸣目眩,舌强不能言,足废不能履,口干不能饮,苔腻,脉弦滑或细数。

证候分析:"肝阴虚,风上巅",阴虚则血燥,血燥则生热,热甚则风阳上升,是以头晕头痛,耳鸣目眩,口干不欲饮;痰浊上泛,堵塞窍道,则舌强不能言;肝血不荣于筋脉,筋骨不用,故足废不能履;脉弦主肝风、滑主痰湿,苔腻为痰湿之征。若脉细数,为阴虚较甚。

治法:滋养肝肾,清化风痰。

方药:加减地黄饮子。

干地黄 30 克,山萸肉 12 克,石斛 12 克,五味子 6 克,白茯苓 12 克,麦冬 12 克(去心),菖蒲 9 克,远志 9 克,川贝母 6 克,竹沥水 10 克(另兑),怀牛膝 10 克,桑寄生 12 克,薄荷 3 克。

方义:用干地黄、山萸肉补肾益阴,辅以牛膝引血下行;桑寄生补肝肾,强筋骨,佐以石斛、麦冬、五味子滋补阴液;茯苓、菖蒲、远志交通心肾,宣窍化痰,佐以竹沥、贝母以清化痰热,从而标本全顾,请症可愈。

### 【案例】

工人于某之妻,病中风右身瘫痪,不能活动,经服药治疗,度过危险而在家中静养。一日突然口不能言,而头目眩晕为甚,乃请余诊。切其脉沉细无力,舌短不能吐出于外,右半身则麻木不仁,亦成偏废不用。余辨为少阴喑痱之证。乃宗地黄饮子意加减如下:

熟地 30 克,远志 6 克,山萸肉 10 克,石斛 30 克,麦冬 15 克,五味子 6 克,菖蒲 10 克,茯苓 10 克,川贝 6 克,薄荷 3 克,石决明 30 克,珍珠母 30 克,白芍 10 克。

此方服三剂,则口能言,但欠清晰,头晕瘥。

**【按语】**

地黄饮子原载《宣明论方》,是温补下元、摄纳浮阳、开窍化痰的一首名方,临床加减治疗肝肾阴虚、风痰上扰者,疗效颇好。但肝肾阴虚而有内热之象,一般宜去肉桂、附子、巴戟、苁蓉等温燥助阳之品。

值得指出的是,肝肾阴虚、风痰内扰之证,常常欲培阴又恐痰热难化,欲化痰热又恐伤阴。如何正确做到化痰而不伤阴,滋阴而不敛痰,张山雷在论中风时有一段颇有实践意义的话。他说:"此病之最着重处,在浊痰壅塞一层。盖以阴虚于下,阳浮于上,必挟其胸中浊阴,泛而上溢,蔽塞性灵,上蒙清窍,以致目瞑耳聋,舌謇语塞……是以昏瞀之时,痰塞涎流,十恒八九。愚谓潜降急矣,而开痰亦不可缓,则半、贝、胆星、菖蒲、远志、竹黄、竹沥之属,皆不可少……若果不分次序,而于气火升浮、痰浊窒塞之初,即用滋腻与潜阳并进,方且缓摄纳之力,助浊阴之凝……适以偾事而有余。"由此我们可以领悟到,肝风挟痰,尤其是阴虚痰盛的患者,不得早用滋腻之品,化痰宜用轻清之品,不可主次不分,因果倒置。

## 五、湿热在经,肝风内动

症状:口噤,四肢牵引拘急,甚则角弓反张,神识昏蒙,舌苔黄腻,脉濡。

证候分析《素问·生气通天论》说:"因于湿,首如裹,湿热不攘,大筋緛短,小筋弛长,緛短为拘,弛长为痿。"湿热壅滞筋脉经络,气血不达,筋脉失养,是以四肢牵引拘急。若湿热壅滞特甚,肝火内盛,风灼经脉,故角弓反张、口噤;湿热蒙蔽心包,可致神识昏蒙。舌苔黄腻,脉濡为湿热内蕴之征。

治法:化湿清热,佐以通络散风。

方药:**薛氏胜湿熄风方**。

鲜地龙15克,秦艽10克,威灵仙10克,滑石18克,苍耳子3克,丝瓜络15克,海风藤10克,酒炒黄连6克。(注:原方未载剂量,今据临床所用补入,并冠以方名)

方义:方以秦艽、威灵仙、苍耳子、海风藤四药,散风化湿,又能疏肝理气,使湿热去而肝经郁热自解,内风可熄。黄连燥湿清热,滑石化湿清热,地龙、丝瓜络有通络之妙,从而使气血畅达,经络疏通,湿热得化,肝风可除。

**【案例】**

于某,男,32 岁。时值盛夏,水田作业,突感口噤不能开,继则四肢牵引拘急,汗出黏衣,胸闷脘痞,纳差泛恶。延医竟芳香辟秽诸法,旬日未见少减。余诊见舌苔黄腻,脉濡。诊为湿热侵犯经络脉隧,肝风内动。投薛氏胜湿熄风方加减。

鲜地龙 15 克,苡仁 30 克,秦艽 12 克,威灵仙 10 克,滑石 18 克,苍耳子 3 克,丝瓜络 15 克,海风藤 10 克,酒炒黄连 9 克,晚蚕沙 12 克。

服药三剂,四肢拘急减轻。守方续服六剂,苔腻渐化,口噤诸证悉除。转手调理脾胃以巩固。

**【按语】**

《温热经纬·薛生白湿热病篇》云:"湿热证,三四日即口噤,四肢牵引拘急,甚则角弓反张,此湿热侵入经络脉隧中,宜鲜地龙、秦艽、威灵仙、滑石、苍耳子、丝瓜藤、海风藤、酒炒黄连等味。"薛氏所论虽是指湿热而言,但与湿热伤肝、肝风内动不无关系。若仅限于经络之证,何以口噤? 又何以角弓反张? 正因为肝失疏泄之职,湿热壅滞伤肝,肝风内动,故见症如此。由是可见,肝风内动,才有四肢拘急,甚则角弓反张诸证。

## 六、肝风内动,窜犯心包

症状:心悸,神倦欲眠,面赤,舌强语謇,神愦如寐,或痉或厥,脉细数,心中憺憺大动,甚或心中痛。

证候分析:肝肾阴亏,不能上济心阴,心阴大亏,心包失养,故心悸,神倦欲眠,或神愦如寐。阴伤过甚,舌失所养,故舌强语謇。阴虚于下,孤阳无制于上,故面赤。阴虚风动,故或痉或厥;严重时心阴心气告竭,心失所养,故心中憺憺大动。因心络失养,拘急挛缩,而致心中痛,脉细而数或细促。细促主脏阴之亏,数主营液之耗,多为血液干涸之象。

治法:滋阴养血,和营止痛。

方药:轻则**加减复脉汤**。

炙甘草 18 克,干地黄 18 克,麦冬(不去心)15 克,阿胶 10 克,火麻仁 10 克,白芍 15 克。

重则**三甲复脉汤**。(即上方加牡蛎 15 克、生鳖甲 24 克、生龟板 30 克)

方义:方中白芍、甘草酸甘化阴,生地、麦冬、阿胶、麻子仁滋阴养血,使血脉充养而心血自营,心悸诸症可愈。若病情进一步发展,肝风内动,心阴心气均告困,再加入生牡蛎、生鳖甲潜阳熄风,重用生龟板养阴安神。

## 七、脾虚风动

症状:中虚纳少,食不知味,或头重眩晕,肢麻,胸闷气窒。

证候分析:脾虚则纳少运迟,食不知味;肝风内动则眩晕时作;肝郁则胸闷气窒;清阳不升,湿痰内生,气血不达四肢,故肢麻。

治法:培土宁风。

方药:**王旭高培土宁风方。**

人参10克,炙甘草6克,麦冬10克,白芍12克,菊花12克,玉竹15克。

方义:方中以人参扶脾元之气;芍药、甘草酸甘缓急,所谓"缓肝以熄风";麦冬、玉竹以清润养阴,菊花熄风,是以共奏培土宁风之效。

【按语】

本证重在培土,佐以酸甘养阴以缓肝急,为脾虚风动正治之法。叶天士说:"急宜培养中宫,中有砥柱,风阳不得上越。"(《临证指南医案》)凡是中气虚弱,饮食减少,或劳损营虚,风阳上越,都宜甘温守中,急培脾土。但因为临床所见,在脾虚的基础上又有兼寒、兼痰、兼风痰的不同,因而其治法,当在培土的原则下兼用其他不同治法。如:

阳虚寒盛,虚风内动,宜《金匮》近效术附汤:白术15克,炙甘草10克,附子10克。因风挟肾中浊阴之气,厥逆上攻,火不足以暖土,故用白术、甘草以暖土脏,附子温阳暖水,使水土得暖,风邪自熄,此即"暖土以御寒风"之法,非轻扬风剂所能取效。

若虚风震动,湿痰上泛者,宜叶天士熄风祛痰方(《临证指南医案·痰》)。方用:天麻10克,钩藤12克,茯苓15克,法半夏12克,橘红12克。意取二陈汤去甘壅之甘草,加天麻、钩藤平肝熄风,对肝风夹痰上冒者尤宜。

若脾虚风痰上冒者,宜半夏白术天麻汤。方用:半夏10克,天麻10克,茯苓12克,白术10克,甘草6克,橘红9克,生姜6克,大枣2枚。方以运脾燥湿为主,佐以熄风,尤以天麻、半夏为治风痰上扰要药。正如《脾胃论》所说:"足太阴痰厥头痛,非半夏不能疗;眼黑头旋,风虚内作,非天麻不能除。"

由上可见,虽然脾虚之证相同,但兼证不同,治亦有别。

**讨论和体会:**

肝风是肝病发展过程中一个很重要的病变阶段,且有一定的病理基础和证治规律。就其病理而言,肝为风木之脏,喜条达而恶抑郁,体阴用阳,赖阴血以养其体,宣阳气以舒其用。肝病是体用矛盾的结果,而这种体用矛盾进一步发展,就会形成肝风。如阳气的变动便为风,"风胜则动";火热的亢极也为风,"火极生风";阴虚的疲极,亦可出现生风之变。因此,其病理有虚实之别。就其证治而言,由于肝之体用矛盾失调,在很大程度上与阴血亏损有关,阴血的亏损又常随病情发展而不断加剧,所以肝风初起多实,为阳亢之实,此时肝肾阴虚不甚;若肝风日久,肝肾阴伤不仅是发展的必然规律,而且往往邪少虚多,多属虚证,如水亏则肝阳上亢,肾液不荣则肝风鸱张,胃虚竭则木火炽盛,甚至阴亏愈甚,可致肝风愈烈。

肝风的临证表现,主要有"肝火动风""肝阳上亢""阴虚动风""肝风夹痰""湿热在经,肝风内动""肝风内动,内犯心包""脾虚风动"等七大证候,而每一证候之间又有其内在联系,也有其证候特点。其中以肝火动风、肝阳上亢、阴虚动风为多见。肝火动风的辨治应着眼于辨在气、在营、在血分的不同,论治应有侧重。肝阳上亢,虽然均以阳亢为急,多虚实挟杂,邪多虚少,但仍应区别风阳上冒、下虚上实、肝阳上亢的不同,以区别阳亢的不同程度。阴虚风动是以阴虚为主,邪少虚多,但根据阴虚程度,应分别血虚风动、阴虚风动、阴脱风动,而采用不同治疗措施。

肝风治疗总的原则是:养其柔体,济其刚用。因"肝为刚脏,非柔润不能调和",也即是滋阴养血以培其本;因"肝木性升散","主动主升",风甚则气火升动不熄,故必须潜阳重镇摄纳以治其标。标本兼顾,使体用矛盾趋向平衡而肝风可愈。我们在掌握这个总的治疗原则的前提下,还应当注意以下几个问题:

1. **应重视甘味熄风**　叶天士固然善用滋水涵木、潜降熄风之法,而于甘味熄风亦有独到之处。所谓"甘味熄风",是指运用甘味药物,补养机体阴阳形气之不足,以达到熄风目的。其理论系根据《内经》"阴阳形气俱不足……而调以甘药"以及"凡元气有伤,当与甘药之例"的原则提出的。具体应用,如缓肝养血熄风,治以甘濡;滋肾液、缓肝急,治以甘寒;因气伤风动,气愈伤,阳愈动则风愈急,治以甘温;肝阳太过,内风扰动,则益体损用,治以甘酸;精血不足,元海根微,以致虚风蒙窍,治以甘咸;精亏风动偏于寒,可遵"肾苦燥,急食辛以润之"的原则,治以"辛甘化风"。由此可见,正确使用甘味药是提高疗效的重要环节。

2. **注意调气活血**　由于肝气、肝风、肝火同出而异名,抑而不透便是气,动而炎上即为火,升而不熄便为风,其中共性的规律是气有余而血不足,故应恰当使用调气活血之法。严用和说:"若内因七情而得之者,法当调气,不当治风;外因六淫而得之者,亦先当调气,然后依所感六气随证治之。"治风先治血,血行风自灭。即便是肝风的严重阶段,调气活血之法,亦常不可少。戴原礼说:"治风之法,初得之即当顺气,及其久也,即当活血,此万古不易之理。"可见,调气之方,活血之法,只要使用恰当,可达熄风的目的。

3. **适当培阴以固其本**　肝风鸱张,"非发散可解,非沉寒可清",应正确采用滋阴固本之法,使脏阴自安其位,忌用苦寒温燥之品,即便是潜镇摄纳之法,亦只可暂用而不宜久服。若为阴虚夹痰的患者,宜在滋补化源和肾水的基础上,配伍轻清化痰之品,以收滋阴化痰之效。

# 第六章　湿热诸毒黄疸证治

黄疸，是以目黄、身黄、小便黄为主要症状的病证。其中，以目黄为主要依据。如《素问·平人气象论》云："目黄者，曰黄疸。"《灵枢·论疾诊尺》也说："面色微黄，齿垢黄，爪甲上黄，黄疸也。"黄疸之名，古今皆同。

以往医家论黄疸，一般从脾胃湿热和寒湿立论，而不属于肝病范畴。但也有不少医家却认为黄疸之成，与胆汁外泄有关。如：

《景岳全书·黄疸》篇提出"胆黄"病名，认为"胆伤则胆气败，而胆液泄，故为此证"。

《寓意草》云："故胆之热汁满而溢出于外，以渐渗于经络，则身目皆黄，为酒瘅之病。"

《临证指南医案》载："阳黄之作，湿从火化，瘀热在里，胆热液泄，与胃之浊气共并，上不得越，下不得泄，熏蒸遏郁，侵于肺则身目俱黄，热流膀胱，溺色为之变赤，黄如橘子色。阳主明，治在胃。阴黄之作，湿从寒水，脾阳不能化热，胆液为湿所阻，渍于脾，浸淫肌肉，溢于皮肤，色如熏黄。阴主晦，治在脾。"

景岳、嘉言、天士为历代医家中的佼佼者，他们一致认识到黄疸的发生与胆液外泄有关。肝胆互为表里，皆主疏泄。肝病及胆，疏泄失职，易出现黄疸，这是很自然的事情。有鉴于此，我们把黄疸列在肝病证治中讨论。

历代医家对黄疸分类既详且细，《金匮要略》有五疸之辨，《诸病源候论》分二十八候，《圣济总录》列九疸、三十六黄。为了便于临床切用，后世医家总以阳黄、阴黄统之。

阳黄之证，以外感湿热为主。《素问·六元正纪大论》说："湿热相薄……民病黄瘅。"湿热交蒸，肝胆失于疏泄，而成黄疸。阴黄之证，以寒湿为主，由于脾胃虚弱，中阳不振，寒湿留滞中焦，肝胆气机不畅，胆液外溢，故成黄疸。阳黄和阴黄的鉴别并不困难，黄色鲜明而不晦暗者，称"阳黄"，多伴有发热证候；黄而发暗无热象，或见腹满肢冷者，则称"阴黄"。

除了外感湿热或寒湿之外，燥瘀疫毒皆可久郁互结肝胆而成黄疸。黄疸虽非只有肝病才能见到，但肝病与黄疸却有一定联系。

肝病黄疸具有明显特点：①初伤在气，久必入血，病在气分较少，在血分者尤多。②病位在肝脾。肝气郁结则瘀凝，脾运不健则湿滞，无论是由脾及肝，或由肝及脾，都具有明显的肝、脾两脏的症状。③有明显的传染性。孙思邈说："凡遇时行热病，多必内瘀着黄。"孙氏把黄疸列于时行热病，其传染性是可想而知的。

肝病黄疸的治疗，宜着眼于疏、利、清、活、补、温六法的运用。疏，是指疏解肝郁，调畅气机；利，是指利小便，"治湿不利小便，非其治也"，当然也包括必要时通利大便，以逐瘀热；清，是指清热解毒，对于瘟毒发黄，邪入心包经脉，使用清热解毒法，还必须佐以清心开窍；活，是指活血化瘀，病由气及血，可同时配伍活血、凉血、逐瘀诸法；补，是指健脾而言，健脾即可以化湿，若湿热劫伤肝阴，也必须配伍补肝阴之法；温，是指温中祛寒，对于寒湿黄疸，非温则疸不退。为了把握其证治规律，现分述如下。

## 一、湿热在肝

何梦瑶说："白睛黄，欲发疸。"（《医碥》）"欲发疸"，是说欲成疸而尚未成。临床上确能见到湿热在肝尚未成疸的病证，也有的始终不发黄疸，如现代医学所说的无黄疸性传染性肝炎等。因此，为了便于临床掌握，把湿热在肝一证首先提出来讨论。

症状：口苦，心烦，胁满或痛，饮食不振，恶闻荤腥，体疲无力，小便黄赤而短，脉弦细，舌苔白腻。

证候分析：肝胆有热则口苦、心烦；肝气郁则胁满，甚或作痛；气郁不疏而湿热蕴结，是以小便黄赤不利，而舌苔白腻；肝不疏泄，胃气呆滞则不欲饮食；湿热秽浊内结，故恶闻食臭，而饮食衰减；湿性重着，困于肢体，则肢体疲倦而不欲动。

治法：疏肝清热，利湿解毒。

方药：**柴胡解毒汤**。

柴胡 10 克，黄芩 10 克，茵陈 12 克，土茯苓 12 克，凤尾草 12 克，蚤休 6 克，甘草 6 克。

方义：柴胡、黄芩清肝胆之热，疏肝解郁，故为方中主药。茵陈清热祛湿，利胆退黄；土茯苓淡渗利湿，清热解毒；凤尾草泻热凉血，利尿解毒；蚤休清热解毒，消炎止痛；以上诸药为柴胡、黄芩之佐。

经临床体会，急性肝炎或慢性肝炎活动期，表现为谷丙转氨酶显著升高,而又具有上述证情的,用此方多效。

【案例】

张某,男,24岁。患肝炎病已二年,转氨酶500单位左右,屡治不退,及服五味子粉,旋降旋升,而不能愈。饮食不振,厌油殊甚,闻荤腥亦频频欲吐,切其脉弦,视其苔白腻,问其小便则黄短不利。余辨为湿热入肝,疏泄失司,湿性黏腻,如油入面,而纠缠不解。治当清热解毒,疏肝利胆为法。

方用:柴胡10克,黄芩6克,茵陈15克,凤尾草12克,土茯苓15克,蚤休15克,甘草6克。

此方服五剂,饮食好转,面色变润。病既转愈,又服五剂,肝功化验则转氨酶已正常,病逐渐而愈。

【按语】

湿热在肝一证,病因是湿热,病位在肝。因湿热伤肝,肝失疏泄,肝病及脾,脾失运化,湿热又易困脾,因此,调治之法应紧紧把握肝郁与脾困这一对主要矛盾,初期宜采用疏肝与清利湿热相结合,继则脾困颇重,则宜疏肝与健脾淡渗利湿相结合,尤其是无黄疸性传染性肝炎迁延较长时间,更要注意这一点。

## 二、湿毒凝结

症状:上述之肝经湿热证,经服柴胡解毒汤无效,若其人面色黧黑兼见油垢,虽患肝炎而体重反增,臂背时发酸胀,舌苔白腻而厚且不易脱落,其脉弦缓者,是为湿毒凝结不开之象。

证候分析:湿痰热蒸,则面色黧黑而有油垢;湿热弥漫而重着难除,故体重反增;湿邪外犯少阳而使经脉不利,则臂背发生酸胀。舌苔厚腻难以脱落,是湿热有根难拔之象。

治法:清热利湿解毒。

方药:**柴胡三石解毒汤**。

在柴胡解毒汤基础上,加滑石、寒水石、生石膏、竹叶以增加清热利湿的作用,加双花清热解毒。

服此方应以舌苔褪落,背臂酸胀不发为病愈。故无论急性、慢性肝炎,凡符合本证者,用之则有效。

【案例】

余在门头沟治一张姓工人,年32岁,患慢性肝炎,胁痛,口苦,呕恶,小便黄短,舌苔浊腻而脉弦。审为肝经湿毒凝结之证,为疏柴胡解毒汤而弗效。舌苔仍厚腻,自称肩膊酸楚,身重懒动,乃改用柴胡三石解毒汤。

服三剂而舌苔褪,又服三剂而肩膊之酸楚解,且胃饥知食,身体轻松,为前所未有。从此又治疗月余而病愈。

**【按语】**

温病学家论治湿热证的理论,可以指导湿热伤肝、湿毒凝结的肝病证治;论病因则以"太阴内伤,湿饮停聚,客邪再至,内外相引"为据,论病机则"热得湿而愈炽,湿得热而愈横……湿热两分,其病轻而缓;湿热两合,其病重而速"。愈遏郁则愈缠绵,愈缠绵则愈胶结,治之之法,务使湿热两分。本案初诊以疏肝清热、利湿解毒的柴胡解毒汤而弗效,增入滑石、寒水石、生石膏等甘寒清解湿热之品而竟全功,务在使湿热两分,湿去热孤,胶着之邪始解。

## 三、湿热黄疸

肝炎有发生黄疸症状者,若其色鲜明如橘子色,则为湿热发黄。邪入于胆,胆液疏泄失序,则一身面目悉黄,然其中又有湿重于热、热重于湿或湿热俱盛之不同,论治有别。

仲景开黄疸证治之祖。尽管他将黄疸区分为五,除谷疸有似于急性黄疸外,其余多属非传染性。但是,仲景将黄疸一症列入传染性"伤寒"病范畴之内,就可以说明他对肝炎的传染性已有认识,并且认准茵陈蒿为医治肝炎病的专药,偏热者取栀子,晚期病深者取矾石。仲景所创治疗黄疸的方剂,迄今仍广泛应用于治疗肝病黄疸。现就湿热黄疸的证治叙述如下:

### (一)湿热郁蒸

症状:一身面目悉黄,色明亮而有光泽,身热心烦,口苦欲呕,恶闻荤腥,体疲不支,胁疼,不欲食,小便黄涩不利,大便虽通不爽,口渴腹胀,舌苔黄腻,脉弦滑。

证候分析:黄疸有阴阳之分。本证发黄而有光泽,并伴有身热、心烦、口渴等症,故属湿热郁蒸之阳黄。肝气不疏则胁疼,腑气不畅则腹胀。小便黄涩不利,反映了湿热内盛无路可出。湿热在肝,影响胆液正常排泄而外溢,则一身面目悉黄。湿性黏腻、重着,故使人体疲倦乏力。舌苔黄腻主湿热胶结不解,脉弦滑主肝胆有热。

治法：疏肝利胆，清热利湿。

方药：**柴胡茵陈蒿汤**。

柴胡 12 克，黄芩 9 克，茵陈蒿 30 克，栀子 10 克，大黄 9 克。

方义：柴胡、黄芩清肝利胆，以解肝郁；茵陈蒿清热利湿，专治黄疸；栀子清利三焦，大黄荡涤肠胃，使湿热从小便而去，尿如皂荚汁状则愈。

本方对急慢性肝炎，若出现黄疸而属湿热者，皆可用。对于亚急性肝坏死，虽黄疸隐现黑色，但见尿赤、大便不爽、苔腻、脉弦有力者，亦可服用本方。此方利小便之力大，泻大便之力小，如久服大便作泻者，可用栀子柏皮汤代替。另外，还可用茵陈蒿 60 克煎汤代茶饮，以协助清热退黄的作用，亦收佳效。

【案例】

刘某，男，14 岁。春节期间饱食肥甘，又感时邪，因而发病。初起寒热似感风寒，不久则一身面目悉黄而成黄疸。发热（为 38.5 ℃），恶心欲吐，口苦体疲，周身懒惰而不欲动，小便赤而大便不爽，切其脉弦而数，视其舌苔黄腻。辨为湿热黄疸，肝胆皆病之证。此病宜疏不宜补，若因体疲误补则邪结难愈。为疏柴胡茵陈蒿汤。服三剂黄退热解，病愈大半，后以他方调治而安。

（二）**湿重于热**

症状：黄疸，其色鲜明中而带暗滞，一身面目悉黄，肿胀，身重，头如裹，纳差，便溏，腹胀，舌红苔黄白相间而腻，脉濡不数等。

证候分析：本证发黄，色虽鲜明却带暗滞，且头重如裹、身重，乃是湿邪偏重所致。因湿重于热，故有腹胀、纳差、便溏、肿胀等症。舌苔黄白相间而腻、脉濡不数，乃湿大于热之象。

治法：宣气化湿清热。

方药：**加减二金汤**。

鸡内金 10 克，海金沙 15 克，厚朴 10 克，大腹皮 10 克，猪苓 10 克，白通草 6 克，射干 10 克，茵陈 10 克，柴胡 6 克。

方义：方中用厚朴、大腹皮、鸡内金宣气化湿，以消肿胀；海金沙、猪苓、通草淡渗利湿，以宣通气化；加入柴胡疏肝，射干开痹解毒；茵陈蒿清肝胆以疗黄疸，使湿热之邪，从小便分消。

本方用治湿热发黄而湿重于热的急慢性肝炎，对于用大量清热解毒药后而黄疸不退，见有上证者，疗效颇好。

【案例】

郭某,女,45 岁。体质肥胖,酷嗜肥甘,夏月乘凉,又喝冰镇啤酒,未几而睡,及至天明,则觉周身酸疼,发热,恶心欲吐,服羚翘解毒丸,病不愈,而心中懊恢殊甚,小便黄赤而短,脘腹痞满,闻食味即欲吐,乃延余诊治。切其脉弦而略滑,舌苔白腻而厚,视其目之白睛已有黄色。余对其家人曰:"仲景云:'阳明病,无汗,小便不利,心中懊恢者,身必发黄。'今病者,心中懊恢为甚,而眼中黄苗已见,恐即将发为黄疸。"然湿邪太重,治当有别。

遂书:茵陈蒿 30 克,泽泻 10 克,茯苓 12 克,猪苓 10 克,通草 10 克,滑石 12 克,海金沙 12 克,鸡内金 10 克,冬瓜皮 10 克,藿香 6 克,厚朴 6 克,佩兰 6 克。

药未购回,而患者黄疸已现。共赞余之先见,乃亟煎药与服,凡五剂而黄疸病愈。

(三)热重于湿

症状:一身面目悉黄,黄色鲜明如橘子色,身热心烦,脘痞泛恶,便结溺赤,舌红苔根黄腻,脉沉而数。

证候分析:本证发黄而色鲜明,伴有身热心烦、便结溺赤,属湿热郁蒸而热重于湿之候。因中焦湿热阻遏,故脘痞泛恶。舌红苔根黄腻,乃热重之象。脉沉主里,数主客热。

治法:宣通三焦湿热,佐以甘辛寒清热。

方药:加味杏仁石膏汤。

杏仁 10 克,生石膏 30 克,半夏 10 克,栀子 10 克,黄柏 10 克,枳实 6 克,生姜汁 10 毫升(另兑),茵陈蒿 30 克。

方义:本方苦降辛开,佐以甘辛寒,为苦辛寒合法。方中杏仁宣开肺气,使气化则湿化,生石膏辛寒以清热而生津,栀子清三焦之火,黄柏清下焦湿热,半夏、生姜汁辛开湿结,佐以茵陈退黄。

凡急慢性肝炎出现黄疸而热重于湿者,可用此方治疗。肝昏迷前期,见湿热伤阴之象明显,亦可用本方略加甘寒养阴之品,以防止病情进一步恶化。

【案例】

刘君之子,年 12 岁。缘于暑天浴水捕鱼,上蒸下褥,即感寒热,继而身黄、目黄、溲黄俱现,黄而鲜明如橘子色,胸腹热满,按之灼手,神烦口渴,渴不欲饮,恶心脘痞,便秘,舌边尖红欠津,苔黄腻,脉沉弦而数。经查:黄疸指数 52 单位,转氨酶 350 单位。辨证为阳黄。

因上蒸下褥,热结于里,病发于阳明胃肠,气分邪热,郁遏灼津,尚未郁结血分,立苦辛寒法以清利湿热,重在清热,仿《温病条辨》杏仁石膏汤加味:茵陈蒿 30 克,杏仁 12 克(后下),生石膏 30 克,炒栀子 12 克,黄柏 10 克,半夏 5 克,生姜汁 10 毫升(另兑),连翘 10 克,赤小豆 15 克。

服药 10 剂后,黄疸明显消退,寒热诸证均罢,后佐以和胃之品,共服 30 余剂,诸症悉愈,肝功亦恢复正常。

**【按语】**

《温病条辨》杏仁石膏汤用治"黄疸,脉沉,中痞恶心,便结溺赤"的热重于湿之证。方中以清热为主,佐以燥湿宣通。本案即属热重于湿的黄疸证,故投之有效。何廉臣《重订广温热论》与《感证宝筏》言之甚详,值得师法。

湿热阳黄之证,常因热处湿中,湿裹热外,互相交混,缠绵不解。区分湿热孰重孰轻,有利于提高疗效。鉴别湿热孰重孰轻的方法是:

1. **湿重于热者**　舌苔必白腻,或白滑而厚,或白苔带灰,兼黏腻浮滑,或白带黑点而黏腻,或兼黑纹而黏腻,甚或舌苔满布,厚如积粉,板贴不松。脉象模糊不清,或沉细似伏,断续不匀。症多见:神困嗜睡,凛凛恶寒,头目胀痛昏重,如裹如蒙,身痛不能屈伸,或身重不能转侧,肢节肌肉疼痛而烦,腿足痛而酸,胸膈痞满,渴不引饮,或竟不渴,午后寒热,状若阴虚,小便短涩黄热,大便溏而不爽。治宜苦辛淡清法,轻者可用清热渗湿汤、黄连温胆汤,重者可用栀柏绛矾丸。

2. **热重于湿者**　舌苔必黄腻,舌之边尖红紫欠津,或底白罩黄,混浊不清,或纯黄少白,或黄色燥刺,或苔白底绛,或黄中带黑,浮滑黏腻,或白苔渐黄而灰黑。症多见:神烦口竭,渴不引饮,胸腹热满,按之灼手。治宜苦辛佐淡渗,可选用栀子柏皮汤等。

3. **湿热并重**　可分已成实和未成实。已成实者,多见头有汗而身无汗,郁热上熏,小便不利,渴欲饮水,或腹满,可用茵陈蒿汤,凡湿热黄疸兼有消化道症状者多可用之。若未成实者,必多见小便不利,且兼湿热诸症,治宜宣膀胱气化,可选用茵陈四苓汤加减。

4. **瘀热在里,热蒸发黄**　外而无汗,内则小便不利,可用麻黄连翘赤小豆汤,双解表里为治。若体温较高,黄疸初起,湿热并重,亦可选用甘露消毒丹。

总之,湿热黄疸辨治,要能入细辨证,并能于清利湿热之中配疏肝解毒诸法,则于临床辨证,思过半矣。

### 四、湿热伤阴黄疸

若胆胃湿热不解,少阴之阴复虚,症见:皮肤萎黄,发热而烦渴,胸满口燥,但头汗出,剂颈而还,小便难,或见吐衄,或牙龈浮肿,舌红苔前净而后腻,脉弦而细数。

证候分析:黄疸不解,胃胆湿热而阴分复虚,故见湿热黄疸而挟阴虚与热伤阴血诸症。因湿热伤阴,邪有燥化的倾向,故黄疸而皮肤干燥,胸满口燥而烦渴,为邪热内盛之征。津液亏乏,水之下源涸竭,故小便难;热邪伤阴,动血于上,故吐衄,牙龈浮肿而头汗出也。舌红苔净,脉弦而细,皆为热伤阴血之征。

治法:滋阴清热。

方药:**甘露饮加减**。

茵陈20克,黄芩6克,天冬10克,麦冬10克,白芍10克,生地12克,石斛15克,沙参10克,丹皮10克,枳壳6克,枇杷叶6克。

方义:此足阳明、少阴药也。烦热多属于虚,故以二冬、生地、石斛、沙参以滋阴清热,泻而有补;茵陈、黄芩之苦寒,清热利胆而治黄疸;丹皮、白芍平肝凉血;火热上行为患,故又以枳壳、枇杷叶抑而降之也。

热愈盛则阴愈伤,"燥胜则干",阴伤则燥甚,燥亦可发黄,《金匮要略》"诸黄,猪膏发煎主之",即此之意。

【案例】

李某,男,55岁。患慢性肝炎,身体倦怠无力,右胁胀痛不适;肝功能化验:转氨酶为380单位,总胆红素21.2毫克,胆红素16毫克;周身黄疸如烟熏,小便深黄而短,两足发热、抵出被外为快,脘腹微胀,齿衄,口咽发干,脉弦细数,舌绛少苔,头有汗而身无汗。辨为湿热伤阴,津液不滋之证。治当清热利湿,并养阴液。

疏方:茵陈蒿30克,黄芩6克,石斛15克,生地12克,麦冬10克,天冬10克,枳壳6克,枇杷叶6克,沙参10克。

此方服八剂,胆红素降至10毫克,因其衄血不住,又加白茅根30克、广角3克,服六剂,胆红素降至5.1毫克。后又改用柴胡解毒汤,转氨酶逐渐下降,继而服药约百剂,其病获愈。

**【按语】**

湿热黄疸而见湿热伤阴之证,临床辨治颇为棘手。欲养阴恐恋湿热,欲清利湿热又恐伤其阴。因此必须做到养阴而不腻,清化而不苦寒,半补半清,徐徐缓图,或可收效。

### 五、瘀血黄疸

症状:黄疸呈黧黑色,色气黯滞,目青面黑,少腹满,额上黑,大便黑而时溏,舌质尖红苔黄腻,脉沉弦而涩。

证候分析:瘀血黄疸,色泽黯滞而黧黑,面黑、额上黑,此《金匮要略》所论女劳疸或黑疸之属;目青系肝郁所致,肝郁不舒则少腹满;肝郁脾虚,则大便黑而时溏;舌质尖红苔黄腻系湿热内蕴之象,脉沉弦而涩乃瘀血之征。

治法:行瘀化湿。

方药:**硝石矾石散加味。**

火硝 10 克,皂矾 10 克(皆烧存性),虎杖 15 克,丹参 30 克,茜草 15 克,田三七 12 克。共为细末,每日早、中、晚各服 4.5 克。

方义:方中以皂矾之酸咸,硝石之苦咸,润下而荡涤热结,消瘀逐浊之功甚速。虎杖、丹参、茜草、田三七,意在消瘀佐以清热化湿,对瘀血所致黄疸皆有较好疗效。

**【案例】**

经闭三月,膀胱急,少腹满,身尽黄,额上黑,足下热,大便色黑,时结时溏,纳少神疲,脉象细涩。良由寒客血室,宿瘀不行,积于膀胱少腹之间也,女劳疸之重症,非易速痊。古方用硝石矾石散,今仿其意而不用其药。

当归尾、云茯苓、藏红花、带壳砂仁、京赤芍、桃仁泥、肉桂心、西茵陈、紫丹参、青宁丸、延胡索、血余炭、泽泻。(《清代名医医案精华·丁甘仁医案》)

**【按语】**

本案原有经闭,宿瘀不行,继而成为女劳疸,丁氏用硝石矾石散法,而另制其方,是善用古法者。张锡纯审定硝石矾石散用治内伤黄疸,是皆热与瘀结,瘀而不行所致,亦可师法。

## 六、疫毒黄疸

症状：卒然身黄，黄色如金，迅速加深，心满气喘，高热口渴，腹胀胁痛，严重时神昏谵语，烦躁，尿如柏汁，或吐血衄血，身见斑疹，舌红绛，苔黄燥，脉弦数或细数。

证候分析：本证又名瘟黄，缘由"天行疫疠"，"时行热毒"感染而成，具有发病急、病势重的特点。因感染疫毒，肝胆失其疏泄，故有卒然身黄、黄色如金、高热口渴、心满气喘等症。肝与心包同属厥阴，疫毒深陷营分血分，因肝病及心包，瘀与热相搏，故烦躁、神昏谵语、吐血衄血、身见斑疹。舌红绛，苔黄燥，脉弦数或细数，皆为热毒伤阴之征。

治法：清热解毒，凉血散瘀，佐以清心开窍。

方药：**犀角地黄汤合清营汤加减。**

犀角粉 2 克（另冲），水牛角末 6 克（分冲），生地黄 20 克，丹皮 10 克，赤芍 10 克，银花 15 克，连翘 15 克，元参 15 克，麦冬 12 克，茵陈 15 克，栀子 10 克，大黄 10 克。送服安宫牛黄丸 1 粒。

方义：方中以犀角地黄汤清营凉血化瘀，清营汤清透营分邪热，合茵陈蒿汤清热泻下，送服安宫牛黄丸清热开窍醒神，因而使疫毒解，黄疸消退。

《沈氏尊生书》指出："又有天行疫疠，以致发黄者，俗谓之瘟黄，杀人最急。"《诸病源候论》列"急黄候"，并云："有得病即身体面目发黄者，有初不知是黄，死后乃身面黄者。其候，得病但发热心战者，是急黄也。"急黄可能相当于现代医学所指的急性传染性肝炎、急性肝坏死、肝性昏迷等病，迄今疗效不高，是值得研究的课题。据报道，有用大剂量清热解毒、清营凉血、清心开窍之品而获得治愈的案例。我们认为，本病的防治应注意：①抓紧早期治疗，早期正气尚盛，运用清营凉血与清热解毒相结合，往往可以阻断其恶化趋势；②在治疗中要权衡攻邪与养阴的关系，既要清利湿热，又要谨防阴竭；③恰当使用攻下法，逐邪从大便而出往往较利小便为速，迫邪从粪解，实火下降，可使源流清而神志苏。

## 七、寒湿黄疸

症状：黄色晦暗，汗出身冷，食少纳呆，腹胀脘闷，大便溏，小便不利，舌质淡，苔白腻，脉沉迟。

证候分析:脾胃寒湿,中阳不运,寒湿阻滞中焦,肝胆气机不畅,胆液外溢,故身目黄而晦暗、食少纳呆。脾失健运,寒遏阳虚,故腹胀脘闷、便溏。脾肾阳虚,故汗出身冷。阳虚而膀胱气化不行,故小便不利。舌质淡,苔白腻,脉沉迟,为阳虚而湿浊不化之象。

治法:温阳化湿。

方药:**茵陈五苓散加附子、干姜。**

茵陈 30 克,茯苓 15 克,泽泻 10 克,白术 30 克,桂枝 10 克,猪苓 10 克,附子 10 克,干姜 6 克。

方义:方中以茵陈退黄,二苓、泽泻淡渗利湿,白术健运脾土,附子、干姜温脾肾之阳,桂枝化气行水,共奏温阳化湿之效。

【案例】

姜某,男,26 岁。久居山洼之地,遇春雨绵绵而入山中作业,久雨湿衣,劳而汗出,雨水汗水共渍,遂成黄疸。前医用清热利湿退黄之剂,经治月余,毫无少效,几欲不支。就诊时,黄疸指数 85 单位,转氨酶高达 500 单位。察其全身黄而晦暗,颜面色泽晦滞而垢;看其苔白腻,舌质淡;诊其脉沉而迟;问其二便,大便溏、日二三次,小便甚少。全身似虚肿,神疲而短气,无汗而身凉。

遂辨为寒湿阴黄,治宜温阳化湿利黄,守茵陈五苓散加附子、干姜汤。

初则日进二剂,三天后诸症好转,续日服一剂,三周痊愈,化验检查亦正常。

【按语】

阴黄之作,或外受寒邪,内伤生冷,或医过用寒凉,伤脾害胃。本案患者恃年轻置雨水劳倦于不顾,自受寒湿,继则医用寒凉误治,以致寒湿发黄。所幸者,温阳化湿之后即有效验,堪称应手。

肝病湿热诸毒黄疸的辨治已如前述,临床运用时要灵活掌握以下几点:①要分清先后、缓急、轻重。邪盛以祛邪为主,或因势利导,从大小便利之,挟表者汗之。正虚以扶正为主,湿热伤阴则易,宜扶阴为要;寒湿伤阳为急,宜温化是务。②要根据初、中、末不同时期,运用不同方法。初期邪盛正不虚,祛邪即所以扶正;中期邪正交争,宜祛邪兼以扶正;晚期正不胜邪,则以扶正为主。寒热夹杂,阴阳错综,虚实混淆,则要随机制方以应变。③要把握疏肝与清利的关系。尤其湿热患者,若兼顾疏肝,则疗效更速。④要谨防转化。湿遏热伏过久,或邪从体化,或误用寒凉,可使阳黄转成阴黄,治疗不可一成不变。

　　值得指出的是,《伤寒论》和《金匮要略》两书对黄疸的论述均有较大的实用价值。《伤寒论》论"伤寒发黄",按时行病论治,可能就包括了肝病黄疸的辨治;全书论黄疸约计 18 条,独茵陈蒿汤和栀子柏皮汤为治黄独树一帜,实起到了启示后学的作用。《金匮要略》论黄疸 2 首、脉证 14 条、方 7 首,其中有审小便利与不利,辨黄之发与不发,审口之渴与不渴,辨疸之易治难治,皆有一定道理,对临床极为有用。我们应当在继承前人宝贵遗产的基础上,继往开来,大胆创新,更好地为人民保健事业服务。

# 第七章　气血瘀滞证治

肝司气机,藏血之脏。肝病初伤在气,继而气病及血。在一定的病理阶段,多表现出气血瘀滞之证,或伤经,或入络,种种见证不一。

## 一、肝血瘀滞

症状:面色青黑不华,右胁作痛如针刺,尤以夜晚为甚,或伴有腹胀,体倦无力,肝脾肿大,手可触及,脉弦而涩,舌绛、边有瘀斑,苔白。

证候分析:气病及血,血脉瘀阻,故肝区刺痛,而夜晚尤甚。肝脾肿大,脉弦而涩,以及舌有瘀斑出现,反映了肝血瘀滞之势已成。

治法:疏通气血,软坚消痞。

方药:**加味柴胡桂枝汤。**

柴胡 12 克,黄芩 6 克,党参 9 克,炙甘草 6 克,半夏 9 克,生姜 9 克,鳖甲 15 克,牡蛎 15 克,红花 9 克,茜草 9 克。

此方以十剂为一个疗程,轻者两个疗程,重者四个疗程,即可收明显效果,临床用于治疗早期肝硬化也颇为理想。

方义:本方即小柴胡汤去大枣,加鳖甲、牡蛎、红花、茜草而成。以小柴胡汤疏通气血,和解表里,加鳖甲软坚,牡蛎消痞,红花、茜草活血。其用量,柴胡应大于党参、炙甘草一倍,疗效才明显可靠。

【案例】

湖北王某之妻,患慢性肝炎,日久不愈,已至"早期肝硬化"阶段,胁痛如刺,日轻夜重,脉来弦涩,舌质紫暗、边见瘀斑。问其月经,则称 40 天一次,经行少腹疼痛颇剧。辨为肝病日久不解,气病及血,肝络血瘀之证。

遂用:柴胡 10 克,桂枝 6 克,黄芩 6 克,白芍 6 克,红花 10 克,茜草根 10 克,丹皮 10 克,坤草 10 克,土鳖虫 6 克,炙甘草 6 克,党参 6 克,半夏 6 克,生姜 6 克,鳖甲 20 克,牡蛎 20 克。

此方前后共服 30 余剂,则胁痛不作,月经按时而来,饮食增加,面容光洁,判若两人,从此肝病痊愈。

## 二、肝血瘀而有腹水

血可化水,水可化血。在肝病过程中,水血互结而瘀,或胀、或痛、或肿,但有阳虚、阴虚之别。

### (一)水瘀互结

症状:面色黧黑,腹部青筋暴起,四肢反瘦,小便发黄而不利,舌质紫暗,脉沉弦。

证候分析:由于血瘀气阻,导致水湿内聚,则小便不利;腹胀满、青筋暴起,舌质紫暗,反映脉络瘀阻;脉沉弦则主水湿已凝而不消散。

治法:消满除湿,活血逐水。

方药:**消胀除湿汤**。

郁金10克,木瓜6克,苡仁30克,蟋蟀10克(炒,去翅足),路路通15克,丝瓜络10克,佛手12克,香橼皮12克,茯苓皮15克,冬瓜皮15克,枳壳6克,紫菀6克。

方义:此方用蟋蟀入阳明、厥阴二经,消腹胀,行血气;路路通通经利水,木瓜伐肝利湿,苡仁利水湿之滞;郁金行气血之瘀,丝瓜络活血通络;茯苓皮、冬瓜皮利水消胀;枳壳行气宽中,紫菀利肺宽胸,两药相配,能消气滞之腹胀;佛手、香橼皮疏肝利气,能开水气之凝结。

【按语】

此方治肝硬化腹水而不太严重者,一般多有效。

### (二)阳虚气滞,血瘀水停

症状:腹胀大,按之不坚,胸腹满,面色晦滞,畏寒肢冷,下肢浮肿,舌质淡紫、有齿痕,苔薄白,脉弦细,甚则呕血、吐血。

证候分析:脾肾阳虚,水饮搏结于胸腹,阴寒内盛,是以腹胀大,按之不坚,胸腹满,畏寒肢冷;气聚水停血瘀,故下肢浮肿;肝血瘀阻,故面色晦滞,舌质淡紫;瘀甚则迫血,故呕血、吐血。脉弦细,苔薄白,皆阳虚肝郁之征。

治法:温阳活血利水。

方药:**桂枝去芍药加麻辛附子汤加减**。

桂枝12克,麻黄10克,生姜12克,甘草6克,大枣6枚,细辛6克,附子10克,丹参30克,郁李仁30克。

方义:方中用桂枝汤去芍药之酸寒,配麻黄附子细辛汤,通阳补中,逐饮散寒;丹参活血化瘀,郁李仁通便行水。

【案例】

丁某,男,43岁。胁痛3年,腹鼓胀而满3个月,经检查诊为"肝硬化腹水",屡用利水诸法不效。就诊时见:腹大如鼓,短气撑急,肠鸣漉漉,肢冷便溏,小便清长而量少,舌苔薄白、质淡,脉沉细。诊为阳虚气滞,血瘀水停。

拟桂枝去芍药加麻辛附子汤加味:桂枝10克,生麻黄6克,生姜10克,甘草6克,大枣6枚,细辛6克,熟附子10克,丹参30克,白术10克,三棱6克。

服药30余剂,腹水消退,诸症亦减轻,后以疏肝健脾之法,做丸善后。

【按语】

桂枝去芍药加麻辛附子汤原载于《金匮要略·水气病脉证并治》篇。原文云:"气分心下坚,大如盘,边如旋杯,水饮所作,桂枝去芍药加麻辛附子汤主之。"陈修园颇有所悟地解释:"略露出鼓胀之机倪,令人寻绎其旨于言外。"该方重在桂枝汤去芍药以温肝,麻黄附子细辛汤鼓舞肾阳,使"大气一转,其气乃散"。临床可加用牛膝、益母草、沉香、槟榔、丹参等活血利水之品,待腹水消退后,应健脾利水以善后。

(三)阴虚内热,血瘀水停

症状:腹大胀满,手足心热,低热,面色萎黄,消瘦乏力,两颧泛红,口干口苦,齿衄鼻衄,小便黄短,大便溏,或便解不畅,纳差,胸背可见蜘蛛痣,舌质红绛少津,脉弦细而数。

证候分析:肝病营阴受损,阴虚内热,脾病转输失常,运迟则水湿蕴郁,肝脾两伤,统藏失职。肝阴不足而内热,故见手足心热,低热,两颧泛红,口干口苦,舌质红绛少津;脾不转运,故小便黄短,大便溏,纳差神疲;气滞血瘀,故胸背泛见蜘蛛痣;脾虚水停,故腹大胀满;内热迫血妄行,故齿衄鼻衄。

治法:养阴活血利水。

方药:**养阴活血利水汤**。

生地30克,何首乌20克,玉竹15克,赤芍12克,丹皮10克,胆草6克,鸡内金9克,茅根30克。

方义:方中以生地滋阴,首乌养血,玉竹增液,赤芍、丹皮凉血化瘀,胆草泻火,鸡内金软坚,白茅根清热凉血利水,因而共奏滋阴利水之效。

**【案例】**

查某,男,45 岁。患血吸虫病肝硬化多年,近二月来,腹渐胀大,腹皮绷急而光亮,腹形如箕,欲便不能,欲溲不得,纳差,时泛恶,齿龈出血,体酸,口干口苦而黏,舌质红绛苔净,脉细弦而数。诊为阴虚血瘀成癥,水血互结。

拟养阴活血利水汤增损:生地 45 克,何首乌 20 克,玉竹 15 克,赤芍 12 克,丹皮 10 克,丹参 30 克,鸡内金 6 克,白茅根 30 克,益母草 15 克,郁李仁 10 克。

服六剂而腹水明显消退,腹胀减轻,继服 30 剂,舌仍绛,但有薄苔,诸证亦见好转。后改汤为丸,巩固三月,渐趋平稳。

**【按语】**

养阴活血利水汤用治阴虚型肝硬化腹水,有明显的利水之效。《医碥》云:"气水血三者,病常相因,有先病气滞而后血结者,有病血结而后气滞者,有先病水肿而血随败者,有先病血结而水随蓄者。"说明气、水、血三者常互为因果,是形成肝病臌胀、腹水恶性循环的主要原因之一。水可化血,血可化水,水赖气化,气赖血载,津液精血皆由水谷所化。若阴虚内热,阴虚水停,阴虚血瘀,皆可导致腹水成臌,治宜滋阴为主,佐以活血利水。我们在临床上体会到,阴虚水停患者,运用生地、首乌不但无泥膈之弊,而且必须重用才能收功,常可收到滋阴而不碍水、利水而不伤阴之效,故附录于此,以供读者参考。然阴虚型肝硬化腹水,其预后多属不良。

## 三、肝脾之积

《难经·五十六难》云:"肝之积,名曰肥气,在左胁下,如覆杯,有头足……脾之积,名曰痞气,在胃脘,覆大如盘。"古之"肥气""痞气",即相当于今之肝脾肿大。由于肝病由气及血,继而病水,故在气分则痞,在血分则癥,病水则成臌。肝脾肿大未至水停,应按气滞血瘀论治,其证治规律如下:

### (一)阴虚内热,气血凝滞

症状:肝脾肿大疼痛,夜晚尤为明显,腹胀,口咽发干,面黑,或五心烦热,或低烧不退,舌红少苔、边有瘀斑,脉弦而细。

证候分析:肝脾肿大疼痛,舌有瘀斑,乃气血瘀滞之象;腹胀为气血瘀滞,肝脾不和所致;口咽发干,主津液已伤;五心烦热,或低烧不退,是阴虚内热之候。

治法:滋阴软坚,活血化瘀。

方药;**柴胡鳖甲汤**。

柴胡 6 克,鳖甲 15 克,牡蛎 15 克,沙参 10 克,麦冬 10 克,生地 10 克,丹皮 12 克,白芍 12 克,红花 9 克,土鳖虫 6 克。

方义:方中沙参、麦冬、生地以益胃阴,胃阴复而气降得食,则肝阴自可复。丹皮凉血,白芍护肝阴,牡蛎软坚,鳖甲软坚通络,柴胡疏肝,红花、土鳖虫活血化瘀,从而可达软缩肝脾之效。

【案例】

李某,男,35 岁。患慢性肝炎已有两载,肝脾肿大且疼,胃脘发胀,嗳气少舒,口咽发干,饮食日减。自述服中药 200 余剂,迄无功效;索视其方,皆香燥理气之品。其左脉弦细,右脉滑,舌光红无苔。

证候分析:服药 200 余剂不为不多,然无效者,此肝胃不和而非一般之肝胃不和,何以知之,舌红而光,脉又弦细,口咽又干,阴虚乏液昭然若揭。且新病在经,久病入络,宜乎肝脾肿大而疼。治法:软坚活络,柔肝滋胃。

方药:川楝子 10 克,鳖甲 20 克,生牡蛎 15 克,红花 6 克,茜草 10 克,麦冬 12 克,玉竹 12 克,生地 15 克,丹皮 9 克,赤芍 9 克。

此方加减进退,服至 30 余剂,胃开能食,胁胀与疼皆除,面红润,逐渐康复。

【按语】

据我们临床体会,此方治疗慢性肝炎晚期出现蛋白倒置,或乙型肝炎"澳抗"阳性者,或亚急性肝坏死而出现上述脉证时,多有较好疗效。

(二)**湿热伤肝,血瘀成癥**

症状:胁下痞块,坚硬不移,胁肋胀痛,腹胀,纳差,四肢浮肿,溲黄短,便溏,舌暗苔白腻,脉弦细,或濡数。

证候分析:肝胆脾胃协调机体的气机升降活动,以为生理之常。若湿热壅滞肝胆,肝胆失其疏泄,以致脾不升清,运化无权,湿热壅滞愈甚,肝胆气血瘀滞愈剧,上不得入,下不得出,中不能透达,是以胁下痞块,坚硬不移,胁肋胀痛,继而腹胀、纳差、便溏、浮肿、溲黄而短。舌暗主血瘀,苔白腻主湿不化,脉弦细主肝气郁滞,脉濡数主湿热壅滞。

治法:辛开苦降,佐以活血消癥。

方药:**加减痞气丸**。

川厚朴 60 克,黄连 60 克,干姜 60 克,茵陈 60 克,茯苓 90 克,猪苓 60 克,泽泻 60 克,党参 60 克,苍术 60 克,丹参 60 克,砂仁 30 克,黄芪 60 克,三棱 60 克,莪术 60 克,鳖甲 90 克,青矾 60 克,卷柏 60 克,青陈皮各 60 克,神曲 60 克。

共研细末,水泛为丸,每日早、中、晚各服 9 克。

方义:本方由痞气丸加减而成。方中以参、芪、苓、术益气健脾燥湿,以茵陈、茯苓、泽泻利水,黄连、干姜辛开苦降,青陈皮、砂仁、厚朴、神曲理气导滞,鳖甲入络搜邪,青矾敛涩燥湿,卷柏、丹参凉血化瘀,尤妙在三棱、莪术消积化瘀。张锡纯说:三棱、莪术能治"一切血凝气滞之证。若与参术芪诸药并用,大能开胃进食,调血和血"。本方的作用特点:助脾胃以调升降,辛开苦降以调寒热,益气活血以消癥积。

【案例】

景某,男,37 岁。患血吸虫病肝脾肿大 3 年,屡用锑剂注射治疗三次,肝脾未见明显缩小,近三月来,胁胀满痛,腹胀,颜面清瘦,下肢轻度浮肿,纳差、便溏,舌暗苔白根腻,脉弦细。自叹不久人世,乃求余予之一决。余诊为癥瘕,乃湿热伤肝血瘀所致。照加减痞气丸原方,共服三料,竟体丰神健,肝脾亦见缩小。随访十余年未见复发。

【按语】

据笔者临床体会,加减痞气丸对血吸虫病肝硬化而见上症者,具有较好疗效。

(三)**寒热错杂伤肝,血瘀成癥**

症状:左胁下板滞,积块不移,纳食不舒,食后腹胀,舌质淡,苔白腻,脉濡或涩。

证候分析:肝从左而升,肺从右而降。邪聚肝络,气血凝滞,是以左胁下板滞,积块不移,即是脾肿大,皆气结血瘀所致。脾寒而不运,是以纳食不舒而苔腻;木郁而为热化,继而克脾,是以腹胀;脉濡主脾湿,脉涩主血瘀,皆为或见之脉。

治法:活血消癥,寒热并调。

方药:**鳖甲煎丸**。

炙鳖甲 120 克,乌扇 30 克(即射干,烧),黄芩 30 克,柴胡 60 克,鼠妇 30 克,干姜 30 克,大黄 30 克,白芍 50 克,桂枝 30 克,葶苈 10 克(熬),石韦 30 克(去毛),厚朴 30 克,丹皮 50 克(去心),瞿麦 20 克,紫葳 30 克,阿胶 30 克(炒),蜂窝 40 克(炙),赤硝 60 克,蜣螂 60 克(熬),桃仁 20 克,半夏 10 克,人参 10 克,䗪虫 50 克(熬)。

共为末,依法蜜丸,每日二次,每次 6 ～ 9 克。

方义:本方扶正之中,寓辛苦通降、咸走血络法。方中鳖甲为君,主癥瘕寒热,专入肝经血分,引四虫入脏络。四虫者,䗪虫、蜣螂、鼠妇、蜂房,取其迅速飞走入络,以松透病根,既行络中之气,又化络中之血。辅以桃仁、丹皮、紫葳破满行血,以葶苈、石韦、瞿麦行气渗湿。尤妙在以小柴胡汤合桂枝汤去姜枣,既调营卫,又和解少阳;大承气去枳实,驱胃腑之热结,三阳同治,佐以人参、干姜、阿胶补益气血以养正,因而用治癥瘕疟母、肝脾肿大而见上证者,均有较好效果。

【案例】

沈左,久疟屡止屡发,刻虽止住,而食入不舒,左胁下按之板滞,胃钝少纳,脉濡,苔白质腻。脾胃气弱,余邪结聚肝络,拟和中运脾疏络。

於潜术二钱(炒)　陈皮一钱　川朴一钱　制半夏一钱五分　沉香曲一钱五分　焦楂炭三钱　茯苓一钱　炒竹茹一钱　鳖甲煎丸一钱五分(开水先服)。(《张聿青医案·疟》)

【按语】

鳖甲煎丸虽然重点是在理气血破瘀消结,且有和解表里、平调寒热、通利上下之功,但犹恐药性猛峻,宜辅以调理脾胃、运行气血等养正之药。本案以运脾疏络和中为法,送服鳖甲煎丸,临床可广泛用于治疗肝脾肿大而见症如上者。不过,本方与"缓中补虚"的大黄䗪虫丸相比较,其化瘀之力则明显逊于大黄䗪虫丸,养阴之力反而较强。

(四)燥淫伤肝,血瘀成癥

症状:腹中癥块不散不痛,或胁痛寒热,或妇女痛经,经闭,或产后血瘀。

证候分析:肝肾阴伤,妄用急攻治瘕,致瘕成蛊。肝气郁滞,燥邪深入下焦血分,是以腹中癥块不散不痛,或兼见胁痛寒热。妇人以肝为先天,故见痛经、经闭、产后血瘀诸症。

治法:消癥破结,润燥回生。

方药:化癥回生丹。

人参(或党参代)90 克,安南桂 30 克,两头尖 30 克,麝香 30 克,片子姜黄 30 克,公丁香 45 克,川椒炭 30 克,虻虫 30 克,京三棱 30 克,蒲黄炭 15 克,藏红花 30 克,苏木 45 克,桃仁 45 克,苏子霜 30 克,五灵脂 30 克,降真香 30 克,干漆 30 克,当归尾 60 克,没药 30 克,白芍 60 克,杏仁 45 克,香附米 30 克,吴茱萸 30 克,元胡索 30 克,水蛭 30 克,阿魏 30 克,小茴香炭 45 克,川芎 30 克,乳香 30 克,良姜 30 克,艾炭 30 克,益母膏 120 克,熟地黄 60 克,鳖甲胶 240 克,大黄 120 克。

共为细末,以鳖甲、益母、大黄三胶和匀,再加炼蜜为丸,重 5 克,蜡皮封护。用时温开水和,空心服。瘀甚之证,黄酒下。

方义:"燥淫于内,治以苦温。"本方系从鳖甲煎丸、回生丹脱胎而出。吴鞠通自谓:"此方以参桂椒姜通补阳气,白芍、熟地守补阴液,益母膏通补阴气而消水气,鳖甲胶通补肝气而消癥瘕,余俱芳香入络而化浊。且以食血之虫,飞者走络中气分,走者走络中血分,可谓无微不入,无坚不破。又以醋熬大黄三次,约入病所,不伤他脏,久病坚结不散者,非此不可。"

【案例】

乙酉八月三十日,王室女,二十岁。肝郁结成癥瘕,左脉沉伏如无,右脉浮弦,下焦血分闭塞极矣! 此干血痨之先声也。急宜调情志,切戒怒恼,时刻能以恕字待人,则病可愈矣。治法以宣络为要。

新绛纱三钱,桃仁泥三钱,广郁金三钱,苏子霜三钱,旋覆花(包)三钱,归横须三钱,降香末三钱,公丁香一钱五分。煮三杯,分三次服。

九月初四日,服前药四帖,六脉沉伏如故,丝毫不起。病重则药轻,于前方内加川椒炭三钱、良姜二钱。再用化癥回生丹早晚各服一丸,服至癥瘕化尽为度,三四百丸均未可定,断不改弦易辙也。

十月十七日,癥瘕瘀滞,服宣络温经药二十二剂、化癥回生丹四十余丸,业已见效不浅,脉亦生动,经亦畅行。药当减其制,化癥回生丹每早空心服一丸,效则不必加。切戒生冷、猪肉、介属,可收全功。

新绛纱三钱,丹皮五钱,广郁金二钱,香附三钱,旋覆花(包)三钱,归横须二钱,降香末二钱,广皮二钱,苏子霜一钱五分。煮三杯,分三次服。

此方常服可痊愈。(《吴鞠通医案·疝瘕》)

【按语】

本案患者年方弱冠,肝郁成癥,血分闭塞已极,先予宣络,继佐温通,并加服化癥回生丹,始效,脉由"沉伏如无"以致"生动",月经由闭而畅行,进而痊愈。病程中加用化癥回生丹,要求服至癥瘕化尽为度,断不可改弦易辙,可见化癥回生丹之功甚伟。

化癥回生丹较鳖甲煎丸似力峻而实稍缓,不仅人参、地黄、鳖甲胶用之量大,加以醋蜜为制,峻者亦为缓也。无怪乎吴氏自信地说:"有制之师不畏多,无制之师少亦乱也。"

综上所述,肝瘀血而腹水,或肝脾肿大,皆系渐变而成,缘因情志郁结,肝失疏泄,或饮食失节,脾胃受伤,或黄疸病后,或感染诸虫等因素引起,继而气滞、血瘀、水停。始于气滞,终必血瘀,发展则水聚而成臌胀,病位多由肝脾而累及于肾。其证治皆以气滞血瘀为标实之证,以阳虚内寒或阴虚内热为本,因阳虚多气化不行而停水,阴虚多精血同亏而内热,因而治宜标本兼顾,或温阳益气、活血利水,或滋阴养血、清热化瘀,皆宜据证而施,自始至终不可攻伐太过,亦不可操之过急,不可辛燥温补太甚而愈增其胀。《格致余论》云:"医不察病起于虚,急于作效,炫能希赏,病者苦于胀急,喜行利药以求一时之快,不知宽得一日半日,其胀愈甚,病邪甚矣,真气伤矣,去死不远。"因而,正确运用扶正祛邪之法,是取得疗效的关键。

### 四、肝着

症状:胸胁胀满刺痛,痛处不移,吞酸作呕,口渴欲热饮,得热饮稍舒,舌质暗紫,脉细涩。

证候分析:肝着是指肝脏气血郁滞不行,逆而犯肺而言。尤在泾说:"然肝虽着而气反注于肺,所谓横之病也。"(《金匮要略心典》)肝郁而横逆于肺,是以胸胁皆胀满刺痛,痛处不移;犯胃则吞酸作呕;气血遇寒则滞,得热则舒,瘀阻于内,是以口渴欲热饮,得热饮则舒。舌质暗紫,脉细涩,皆血瘀之征。

治法:行气散滞,通阳和血。

方药:**旋覆花汤加味。**

旋覆花 10 克(包煎),茜草 10 克,葱白 10 克,合欢花 10 克,柏子仁 10 克,丝瓜络 10 克。

方义:方中以旋覆花咸温下气,散结而通血脉;葱白通胸中之阳;原方用新绛,今用茜草代之,用以破血活血;合欢皮疏肝活血,柏子仁理气行滞,丝瓜络通络,从而使气血宣通,诸证可解。

【案例】

刘某,女性,24 岁。情怀素抑郁而不舒,肝区疼痛而胀,胸满已二年,屡治乏效,逍遥、越鞠、四七诸汤皆不应病,近二日疼痛愈频,痛如针刺而不移,时呕吐痰涎,欲热饮而心胸宽以少许,舌质暗,苔薄净,脉细弦。诊为肝着。

投旋覆花汤加味:旋覆花 10 克(包煎),茜草 12 克,葱白 3 根,合欢皮 12 克,柏子仁 10 克,丝瓜络 10 克,当归 10 克。

服药三剂,疼痛如失。

【按语】

旋覆花汤以旋覆花为君,降胸中之气而不破气,不同于枳朴之下气;葱白通胸中之阳,不能等同于薤白。葱白轻宣,使阳气自通;茜草、当归皆活血之妙品,是以理气行气诸方不应,而用通阳和血,行气散滞始可收功。若肝着之病郁久不愈,伤及肝络,可致肝络不和。

## 五、肝络不和

肝络不和,是肝病由气及血,瘀阻络脉所致,反映了病邪深居隐伏。临床可分为络实证和络虚证,虚实证治有别。

### (一)络实证

症状:胁痛如刺,固定不移,卧着不安,剧则呼吸不利,腹胀,食则痛剧,脉涩。

证候分析:肝络凝瘀,或肝风内震入络,故胁痛如刺,固定不移。瘀重则气机壅滞愈甚,可见呼吸不利,卧着不安。阴邪聚络或络脉瘀甚,可见腹胀,进食而痛剧。脉涩主血瘀也。

治法:辛温通络。

方药:**辛香温通汤**。

荜茇 10 克,半夏 9 克,川楝子 9 克,元胡 6 克,吴茱萸 9 克,良姜 9 克,蒲黄 9 克,茯苓 10 克,桂枝 6 克,当归须 10 克,淡姜渣 6 克。

兼血瘀痛久不移,邪正交结,可加䗪虫 3 克、蜣螂 6 克;若证属虚寒,可加枸杞 6 克、苁蓉 10 克、胡桃 10 克、鹿角霜 9 克。

方义:方中以荜茇、吴茱萸、良姜、桂枝辛温快利,佐以半夏、姜渣、茯苓化痰通络,伍以川楝子、元胡、当归须理气活血止痛,又防吴茱萸、桂枝辛燥太过之弊。全方配伍,可达辛香温通、活络止痛之效。

**【按语】**

本方对肋间神经痛而见症如上者,常有明显效果。

络实之证,是邪伏深居络脉,性质属实之证。因积伤入络,气血皆瘀,既不能峻攻,又不可缓图,必须辛香温通,燥动络中伏邪,络脉才能畅和。叶天士门人姚亦陶说:"著而不移,是为阴邪聚络,大旨以辛温入血络治之。盖阴主静,不移即主静之根,所以为阴也,可容不移之阴邪者,自必无阳动之气以旋运之,而必有阴静之血以倚伏之,所以必借体阴用阳之品,方能入阴出阳,以旋其辛散温通之力也。"(《临证指南医案·积聚》)若瘀血久滞,邪正交结,宜"取虫蚁迅速飞走诸灵",以达"松透病根"之效,故加䗪虫、蜣螂为妥。若络虚寒者,宜温润通补,所谓"柔剂阳药",如鹿角霜、枸杞、苁蓉、胡桃等,通奇经络脉而不滞,温补血络而不凝,非一般补血厚味之品所能比。

络实证有轻重之别,治有缓急之分。叶天士治络实证,主张辛润法,宜于邪在络久而化热化燥的患者,以旋覆花汤加归尾、桃仁、红花、柏子仁等;若剧者配伍和阳益阴、润滑善动之品,如生地、阿胶、麻子仁等;若有热者,加辛凉润而又善走之品,如川楝子、丹皮、夏枯草等。与前述辛香通络法相比,本证较前为轻,治亦稍缓。

**(二)络虚证**

症状:胁痛悠悠,痛不持久,重按少缓,得食自缓,知饥不纳,唇紫,舌青,脉细涩;或身寒,呕吐清涎,或入阴分势笃,五心烦热。

证候分析:虚为气血不足,肝络不荣,故"络虚则痛";凡虚者,病势不甚重,重按、得食能缓;若寒入络虚,是以身寒,犯胃则呕吐清涎;若络热则痹,每天夜甚,且兼五心烦热;唇紫、舌青、脉细涩,皆为瘀阻络道之征。

治法:柔剂通补。络虚寒则温柔辛补,络虚热则凉润辛补。

方药:

1. **温柔辛补**　宜当归生姜羊肉汤。

当归15克,生姜15克,羊肉60克。

2. **凉润辛补**　宜炙甘草汤去参姜桂。

炙甘草12克,大枣10克,麦冬12克,火麻仁10克,生地12克,阿胶10克。

方义:温柔辛补方,以当归、生姜之辛养血散寒,羊肉温补养血,是以有通补之功。凉润辛补方中,麦冬、阿胶、生地养阴益血,炙甘草温通益气,火麻仁凉润,大枣扶脾益气,是以有凉润辛补之功,宜于液亏风动,络虚则热诸证。

**【按语】**

肝络不和多是"药所不及",深居而隐藏之处患病,有虚实不同的病变规律。有病证特殊,病情缠绵,一般药难能取效,芩连不能清,姜附不能温,参芪不能补,芍地嫌其腻等特点。无论虚实,用药应取流动活泼之品,补应通补,攻应缓攻,这是病久入络的论治规律,临床应加以注意。

## 六、肝寒血凝经脉

症状:肩臂疼痛,得温则减,形寒,手足厥冷,舌淡而暗,脉细欲绝。

证候分析:肝虚而寒,寒邪客于血府,络脉不通,是以肩臂疼痛,得温则减。血虚不能充脉,阳气不能通达,故手足厥冷,脉细欲绝。形寒,阳虚之征;得温则减,虚寒之象。舌淡而暗,气虚凝瘀所致。

治法:温肝散寒,活血通脉。

方药:**当归四逆汤加味。**

当归9克,桂枝9克,赤芍药9克,细辛6克,炙甘草4.5克,木通6克,大枣6枚,葱白3根,陈绍酒30克。

方义:寒伤厥阴经脉,寒凝血瘀,故用当归四逆汤温肝经之寒,活厥阴心包之血脉。该方由桂枝汤去生姜,倍大枣,加当归、木通、细辛组成,寓治肝五法:"以桂枝之辛以温肝阳,细辛之辛以通肝阴,当归之辛以补肝,甘枣之甘以缓肝,芍药之酸以泻肝,复以通草利阴阳之气、开厥阴之络。"(王晋三语)。该方再加入葱白、陈绍酒,以速通经隧,畅通络脉。若其人内有久寒者,加吴茱萸直温厥阴之寒,生姜之辛以温散经脉之寒湿,从而畅通气血,温经散寒。王旭高云:"当归四逆汤……治寒入营络,腰股腿足痛甚良"。

**【案例】**

少腹久痛未瘥,手足挛急而疼,舌苔灰浊,面色不华,脉象弦急。此寒湿与痰内壅于肝经,而外攻于经络也。现在四肢厥冷,宜以当归四逆汤加减。

当归(小茴香炒)、白芍(肉桂炒)、木通、半夏、苡仁、防风、茯苓、橘红。(《柳选四家医案·评选继志堂医案》)

【按语】

寒伤厥阴有在经、在络、在脏之别。伤经因厥阴血虚寒郁,伤络因络脉瘀阻,唯伤脏证最重。厥阴相火内寄,不易伤脏,若见脏寒之证,则生死攸关。本案少腹久痛未痊,手足挛急,四肢厥冷,显系肝血内虚,寒湿外犯,挟痰内壅肝经所致,故遵当归四逆汤法,去甘枣甘壅,免滋腻之弊,去细辛免损及营阴,桂枝改为肉桂,以温下焦之寒。半夏、橘红、茯苓、苡仁化痰利湿,防风祛风化湿。药后少腹痛止,唯手冷挛急未愈,后转方专理上焦,以蠲痹汤去防风合指迷茯苓丸而痊愈［“再诊:少腹之痛已止,惟手冷挛急未愈。专理上焦。蠲痹汤(防、羌、姜黄、归、芪、草、赤芍)去防,合指迷茯苓丸。”(《柳选四家医案·评选继志堂医案》)］。足见临床辨证,贵在灵活,法不变而方可变。

“人之所有者,血与气耳。”肝病无不关系气血,其体用矛盾失调的基本形式就是气血失调,而气滞血瘀则是这个基本形式的一个重要病理环节。前所述及的肝血瘀滞、肝血瘀而有腹水、肝脾之积、肝着、肝络不和、肝寒血凝经脉等,皆是气滞血瘀中的常见病证,而每一病证又各有其不同的证候特点。掌握这些证治特点和规律,就可以提纲挈领,提高临床疗效。

气滞血瘀的论治原则是:“疏其血气,令其调达,而致和平。”须知“阴血为病,不犯阳气之药,阳旺则阴转亏也;阳气为病,不犯阴血之药,阴盛则阳转败也”(《医宗必读·辨治大法论》)。因此,气血的偏胜或偏衰,不能脱离客观实际而存在,而治疗大法的侧重点也应随之相应变更,既要掌握气血为病的共性规律,又应区别气血偏胜或偏衰致病的各自特点,从而进行恰当治疗。

# 第八章　寒热错杂证治

肝为厥阴,厥阴与少阳相表里,其中孕育着少阳升发的一阳之气。肝本身体阴用阳,藏阴贮血,而内寄相火,其为病或为寒伤而抑,或为阳气来复,因而寒热错杂之证尤多。现分述如下:

## 一、寒热错杂

症状:消渴,气上撞心,心中疼热,时烦躁,手足厥冷,饥不欲食,食入则欲呕,或食则吐蛔。

证候分析:水亏于下,津液消耗见于上,故消渴;肝木横逆莫制,则气上撞心,心中疼热;蛔虫扰乱,故心烦,或食则吐蛔;脾阳不运于四肢,故手足厥冷;木横侮土,脾胃受病,故饥不欲食,食则欲吐。

治法:温清并用,制肝安胃。

方药:**乌梅丸**(《伤寒论》)**加减**。

乌梅12克(醋浸),细辛4.5克,干姜9克,黄连6克,当归9克,熟附子9克,桂枝9克,党参9克,黄柏9克,川楝子12克。

方义:本方即乌梅丸去川椒加川楝子而成。方中醋浸乌梅味酸入肝,能集敛诸药之力入肝补肝;伍以细辛、干姜,辛开理气,又能温通血脉;黄连、黄柏苦寒以清热;附子、桂枝温脏通脉;川楝子疏肝理气;党参、当归,一补气,一养血,气血同理。本方对肝病寒热错杂之证,具有交接阴阳之气而达厥愈热除之效。原方虽温清并用,但温药多而清药少,毕竟偏于温阳。去川椒后加入川楝子,则温清各半,于寒热错杂证尤宜。

【案例】

蛔厥心痛,痛则呕吐酸水,手足厥冷,宜辛苦酸治之。

川连、桂枝、归身、延胡、乌梅、川椒、茯苓、川楝子、炮姜。(《静香楼医案·脘腹痛门》)

【按语】

本案呕吐酸水、手足厥冷,按蛔厥论治,仿乌梅丸之制,改丸为汤,取效迅速。予乌梅丸去附子、人参、黄柏、细辛,以炮姜易干姜;加入川楝子不仅能增强杀虫作用,且合延胡为金铃子散,尤擅治心胃诸痛;加茯苓淡渗,健脾利湿。足见尤氏不愧是善用古方者。

## 二、肝热脾寒

症状:口苦,心烦,胁痛连及后背,手指发麻,口渴,小便不利,大便不成形,每日两三次,腹胀满,尤以下午为甚,脉弦缓,舌淡苔白。

证候分析:肝胆有热则口苦心烦;脾有寒则大便不成形,而腹胀满;口渴、小便不利为气化不行,气不生津之象;胁痛绕背,手指发麻,为肝病气血不利之症;脉弦缓反映肝脾有病,舌淡为脾气虚。

治法:清肝温脾。

方药:**柴胡桂枝干姜汤**。(《伤寒论》)

柴胡 12 克,黄芩 6 克,炙甘草 6 克,花粉 12 克,桂枝 6 克,干姜 6 克,牡蛎 12 克。

方义:柴胡、黄芩清肝理气,桂枝、干姜温脾和中,花粉护阴,甘草益脾,牡蛎软坚,是以一方之中而有清肝温脾之效。

【案例一】

刘某,男,54 岁。患肝炎而腹胀作泻,不欲饮食,胁痛及背,服药无效。某君请余为治,脉弦而缓,舌淡苔白。此乃肝病及脾,脾阳先衰之象。

为疏柴胡桂枝干姜汤:柴胡 12 克,黄芩 4.5 克,炙甘草 9 克,干姜 9 克,桂枝 9 克,花粉 12 克,牡蛎 12 克。

凡四服而腹胀与泻俱止,饮食较前为多,精神亦有好转。后以肝脾共调,佐以利湿之品,转氨酶日趋正常而告愈。

【案例二】

林某之母,54 岁。左胁作痛,大便溏薄,腹胀,口渴,屡治不效。切其脉弦缓无力,视其舌则淡嫩而苔白。

辨为肝胆有热,而脾气复寒之证,乃投柴胡桂枝干姜汤。

药后不但胁疼腹胀之病获效,而且"糖尿"之病亦因之大减。因患者素有"糖尿"之疾,而诊时未言及,从此以后,方知此方治糖尿病亦有效。

【按语】

肝病疏泄失调,进而影响脾胃气机升降功能,可见呕吐、哕、下利诸证。前述两案均因肝热而疏泄不利,脾寒而运化失司,在肝则胁痛、口渴,在脾则腹胀便溏,故均以柴胡桂枝干姜汤获效。且无意中不治"糖尿"而糖尿病竟得"大减",可见异病同治的机制在于病机之吻合。

### 三、上热下寒

症状:腹胀便溏,食入即吐,或噎膈,或反胃,纳谷不馨。

证候分析:肝寓相火,相火妄动与寒气格拒交争,以致上热下寒,在上则食入即吐,在下则腹胀便溏。噎膈、反胃皆为上热下寒之证。

治法:清上温下。

方药:**干姜黄芩黄连人参汤**。(《伤寒论》)

干姜9克,黄芩9克,黄连9克,人参9克。

方义:黄连、黄芩苦寒以清上热,干姜温脾以祛下寒,人参健脾补虚,以复中焦升降之能。本方寒热并用,苦降辛开,干姜又从其上热,引导芩连入内,使之不发生格拒,是以温清并用。

总之,肝之为病,阴盛则寒,阳复则热,寒邪与阳复之热交争,是以寒热错杂。本章主要讨论寒热错杂、肝热脾寒、上热下寒几个主要证型,但临床上往往远不止此,我们已在有关章节中作了叙述,这里不再赘述。

寒热错杂的治疗主要是温清并用,根据寒热孰多孰少,而分温、清偏重之治,凡此皆宜学者在临证之际灵活权衡矣。

# 第九章　肝寒证治

肝寒证,是指感受寒邪,使肝脏气血凝滞,表现为四肢厥冷、腹痛、指甲青紫、脉象细弱或细沉欲绝等而言。《圣惠方》所谓"肝虚则生寒",是因虚致寒,多由肝脏本身气虚或阳虚所致,与本章所讨论的肝寒证有虚实之别。

肝寒论治,应本着"寒者温之"的原则,治以温通之法,与治疗虚寒的温养之法有别。现就常见的肝寒证分述如下:

## 一、肝寒浊阴上逆

症状:头痛,以巅顶为甚,干呕,或吐清涎冷沫,或吐利烦躁,舌质淡,苔薄白,脉沉紧而弦。

证候分析:足厥阴肝经与督脉会于巅顶,寒邪侵袭于肝,可见头痛,尤以巅顶为甚。寒伤厥阴,下焦浊阴之气上逆于胸胃,故干呕、吐涎沫;胃阳不布,其涎沫清冷,甚则格拒而见烦躁;舌质淡,苔薄白,乃气虚寒战之征;脉弦而沉紧主肝寒气滞。

治法:温肝散寒,降浊化饮。

方药:**吴茱萸汤**(《伤寒论》)加味。

吴茱萸9克,党参12克,生姜10克,大枣4枚,半夏10克,茯苓12克。

方义:方中以吴茱萸辛散苦降、温肝降逆,生姜辛散寒邪,党参、大枣甘温益气且制吴茱萸、生姜之辛热燥烈,合半夏、茯苓降逆化痰涤饮。

【案例一】

刘某,湖北人,一日至余寓求诊。云患呕吐清汁,兼以头痛不能举,医者率以风寒发散药服之,益剧,已逾月矣。舌苔白而湿滑,口中和,脉之沉紧。与吴茱萸汤,一剂知,三剂疾如失。(《遯园医案》)

【案例二】

车,脉沉弦而紧,呕而不渴,肢逆且麻,浊阴上攻,厥阴克阳明所致,急宜温之。

台乌药三钱　淡吴萸五钱　半夏五钱　厚朴三钱　荜茇二钱　小枳实三钱　川椒炭三钱　干姜三钱　青皮二钱

头煎两杯,二煎一杯,分三次服。(《名医类案》[1])

【按语】

前案肝寒而浊阴上逆,投吴茱萸汤即效;后案肝寒上逆,胃浊不降,仿吴茱萸汤法而不用原方,是为灵活变通。但两案皆以温肝散寒为宗旨,故投之皆效。细考吴茱萸汤,在《伤寒论》中凡三见:一见厥阴篇,"干呕,吐涎沫,头痛",显系肝寒及胃;二见阳明篇,"食谷欲呕,属阳明",系胃寒气逆;三见少阴篇,"少阴病,吐利,手足逆冷,烦躁欲死",为少阴寒邪侮于脾胃,中气受邪则必影响阴阳上下相交之路,水火不济则烦躁欲死,故用温胃暖肝之法而取效。

## 二、寒滞肝脉

症状:少腹牵及睾丸坠胀疼痛,甚则阴囊收缩,受寒则甚,得热则缓,伴见形寒肢冷,舌苔白滑,脉沉弦或迟等。

证候分析:足厥阴肝之经脉绕阴器,抵少腹,寒伤厥阴经脉,故少腹牵及睾丸坠胀疼痛;寒主收引,故痛甚则阴囊收缩,得冷反剧,得热则减。形寒肢冷,舌苔白滑,脉沉弦或迟,皆为寒滞肝脉之象。

治法:暖肝散寒。

方药:**暖肝煎**。

当归10克,枸杞10克,小茴香9克,肉桂6克,乌药12克,沉香4.5克,茯苓12克。

方义:本方的作用特点是,温通并用,温中有养。方中以肉桂、茴香温肝阳以散寒,枸杞、当归养肝血之虚,乌药、沉香通肝气之滞而又有暖肝之效,茯苓利湿通阳兼治结气。

【案例】

一人病疝气,发则脐下筑筑,渐上至心下,呕涌痛愈,手足青色,喉中淫淫而痒,眉本疼酸,目不欲视,头不欲举,神昏昏欲睡而不寐,恶食气,睾丸控引,小便数而短,年未三十,尪脊若衰耄人,劣劣不自持。诊其脉,沉弦而涩。曰:是得之忧郁愤怒(内因),寒湿风雨乘之(外因),为肝疝也,属在厥阴,故当脉所过处皆病焉。厥阴,肝也。张从正云:诸疝皆属肝。肝欲散,急以辛散之。

---

1 出处有误,当为《吴鞠通医案·胃痛》。

遂以吴萸佐以姜桂(辛散),及治气引经药,兼制茴楝(原刻回陈)等丸,每十日一温利之。三月而愈。(《名医类案·疝癞》)

**【按语】**

古人说:"七疝隶属于肝","治疝必先治气"。本案属疝气,投辛温散寒理气之剂而获效。

应当指出,寒滞肝脉有轻重之分,如当归四逆汤与暖肝煎乃是针对寒邪轻症,而大乌头煎则是针对寒邪重症,两者应加以鉴别。两者均以肝阳虚衰为共同的病理基础,但当归四逆汤、暖肝煎所治之证偏少腹,寒邪较轻,故在温通之中佐以养血之药;大乌头煎宜于腹部绕脐绞痛、五脏拘急、不得转侧、手足厥冷的寒疝重症,寒邪特甚,故用辛温大热之品。两者不难鉴别。

### 三、肝病腹胀而脾肾虚寒

症状:腹胀满,下肢肿,手足冷,大便作泻,小便少,饮食不振,脉沉迟,舌胖而淡。

证候分析:脾虚寒湿不运,则腹胀作泻而小便不利;肾阳虚则肢冷、舌淡、脉沉;脾肾双虚,气化不利,则水肿不消。

治法:温补脾肾。

方药:**加味实脾饮。**

茯苓30克,木瓜6克,人参10克,白术10克,炙甘草6克,草蔻10克,大腹皮10克,厚朴6克,干姜10克,木香6克,炮附子10克。

方义:茯苓淡渗以利水,木瓜和肝脾以化湿,木香、厚朴、草蔻、大腹皮理气消胀,人参、炙甘草、白术、干姜温中扶虚以运化寒湿,附子(气雄)补肾阳以消阴翳。

**【按语】**据我们临床体会,凡慢性肝炎晚期出现肝硬化腹水等症,若伴有肝肾阴虚而有热的证候,脉弦劲有力而不衰,其预后多为不良;如伴有脾肾阳虚而有寒的证候,其治疗得法,则预后较好。黄芪、人参、附子等温阳扶虚之药的用量可以略增,对改变蛋白倒置有明显的效果。肝硬化腹水是一个顽症,无论中医、西医对它的治疗都有一定的困难,主要问题在于腹水难下,使人憋胀难堪,如用逐水药大戟、甘遂、芫花、商陆、黑白丑等,虽皆有攻水之效,但水下之后,旋即正气不支,因而有致死的危险。因此,对肝硬化腹水要多补少攻,使其脾肾之气有力运转,则可有一线希望。

# 第十章　肝虚证治

肝以血为体,以气为用;血属阴,赖气以运;气属阳,以血为基础。肝体阴而用阳,其正常功能的发挥,必须以阴阳气血平衡为条件。

肝虚证是指肝脏气、血、阴、阳不足所引起的病证。有属于血亏而体不充者,也有属于气衰而用不强者。所以肝虚证应当包括肝血虚、肝气虚、肝阴虚、肝阳虚四种。过去局限于把肝虚证指为肝血不足,这就会导致概念不全面。任何一脏都具有阴阳气血不足的病证,肝脏也不能例外。

正常的肝气和肝阳是使肝脏升发和调畅的一种功能,故称"肝用"。若这种能力减弱,便会出现懈怠、忧郁、胆怯、头痛麻木、四肢不温等症,这就是肝气虚和肝阳虚的证候。《圣惠方》说:"肝虚则生寒,寒则苦胁下坚胀,寒热,腹满不欲饮食,悒悒情不乐,如人将捕之,视物不明,眼生黑花,口苦,头疼,关节不利,筋脉挛缩,瓜甲干枯,喜悲恐,不得大息,诊其脉沉细滑者,此是肝虚之候也。"这里包括了肝血和肝气两者之虚,但以肝虚则生寒(寒即阳不足)为辨证眼目。滋养和充实肝脏的物质,称为"肝体"。若这种物质不足,就是肝体不充,从而可表现出:肝血不足则见眩晕,消瘦,脉细,舌质淡,妇女经少、经淡、经闭;肝阴不足则见头目眩晕,久视昏暗,潮热盗汗,神疲瘈疭,舌绛苔少等。由于体用密切相关,阴阳与气血不可分离,所以在病变过程中也不能绝对划分。

"虚则补之",是论治肝虚证的原则。临床上应根据虚在何处、虚的程度,而分别采用不同补法,如补肝气、补肝血、补肝阴、补肝阳等。王旭高所以能够分别气、血、阴、阳不足而分别补之,即是其长。现具体分述如下:

## 一、肝血不足

症状:面色无华,眩晕,夜寐多梦,耳鸣如蝉,两目干涩,眉棱骨痛,视物模糊,或有雀盲,爪甲不荣,妇人则经量少或经闭,舌淡,脉细。

证候分析:肝血不足,不能充养头面,故面色无华而眩晕,耳鸣如蝉,舌淡;血不能上濡于目,故两目干涩,眉棱骨作痛,视物模糊或雀盲。妇女则经脉失其濡养,血海空虚,故月经量少或经闭;血不足则不能充盈脉道而脉细。《笔花医镜·肝部》说:"肝之虚,肾水不能涵木而血少也。脉左关必弱或空大,其症为胁痛,为头眩,为目干,为眉棱骨眼眶痛……"

治法:滋补肝血。

方药:**补肝汤**(《医宗金鉴》)**加减**。

当归 12 克,白芍 12 克,川芎 10 克,熟地黄 12 克,炒枣仁 10 克,麦冬 12 克,甘草 10 克,木瓜 12 克。

方义;方中以川芎、当归之"动"以行血中之气,以熟地、白芍之"静"以养血中之血,以枣仁、木瓜、麦冬、甘草酸甘化阴以护肝阴,故本方对肝血不足之证有较好的效果。

四物汤虽不是补肝血的专方,但因肝藏血,故比较多用。临床上可去滋腻的熟地和偏于辛窜的川芎,专取归、芍二味。前人用四物汤加减治疗肝病的方剂甚多,如柴胡清肝饮治疗肝胆火盛、挟有风热之证,于四物汤原方加黄芩、连翘、山栀、牛蒡、防风、天花粉、甘草,即是其例。

肝病过程中,辨证属于肝血不足,未至化火动风之变,皆可用补肝汤治疗。但应注意加减运用:①血虚挟滞,宜去辛香走窜的川芎,以免伤阴动血,佐少量的桃仁、红花以行其滞;②血虚有热,去熟地,加甘寒之生地使其凉血养阴;③血不自生,得阳则生,必要时应佐以甘温益气之品,可酌加黄芪、党参等药;④如血虚而又见血热且瘀之证,须攻补兼施,可酌加鸡血藤、丹参、丹皮、赤芍等药,切忌逐瘀破气之品。

肝病过程中,因肝藏血,心主血,心肝阴血皆见不足,血不濡气,神志失和,出现"脏躁"之证,症见无故悲伤欲哭、不能自立、头晕耳鸣、惊惕少寐、舌心发干而不欲饮,治宜滋血润燥,甘缓和中,可选用《金匮要略》甘麦大枣汤加酸枣仁、白芍。

## 二、肝阴不足

症状:头目眩晕,耳鸣筋惕,低热起伏,五心烦热,盗汗,舌绛苔少,脉细弱而数。

证候分析:肝血虚证进一步发展使肝阴亏乏,是以头目眩晕而筋惕。阴虚则生热,故五心烦热,或低热起伏。肝肾精血同源,损则俱损,荣则俱荣,肝阴不足则肾水亦乏,故耳鸣、盗汗。舌绛苔少、脉细弱而数,为肝阴不足之征。

治法:滋阴柔肝。

方药:**叶天士养肝阴方**。(《临证指南医案》)

生地 15 克,天冬 15 克,阿胶 10 克,女贞子 15 克,旱莲草 15 克,白芍 15 克,茯神 12 克,鸡子黄 2 个(另化)。

方义:方中以女贞子、旱莲草、生地补肾阴,使肾水足而涵肝木;白芍佐阿胶补阴之中而又敛阳;天冬养阴柔肝;茯苓甘淡利水宁神,共奏养阴柔肝之效。

【案例】

又 夏月进酸苦泄热,和胃通隧,为阳明厥阴治甚安。入秋凉爽,天人渐有收肃下降之理。缘有年下亏,木少水涵,相火内风旋转,熏灼胃脘,逆冲为呕,舌络被熏则绛赤如火,消渴便阻犹剩事耳。凡此仍属中厥根萌,当加慎静养为宜。

生鸡子黄一枚,阿胶一钱半,生白芍三钱,生地三钱,天冬(去心)一钱,川黄连一分(生)。上午服。(《临证指南医案·中风》)

【按语】

本案水亏风旋,熏灼胃脘,是以肝阴肾水皆显不足,故以黄连阿胶汤去黄芩加生地、天冬以泻火滋水。本案较前述之证有所发展,因黄连阿胶汤泻心火,为苦甘寒合剂,今去黄芩之苦寒,加生地黄、天冬,意在酸甘化阴,重在柔润壮水,以镇刚亢之炎威。若误用刚燥,则易致厥阴无一息之宁而病反剧。黄连阿胶汤用黄芩、黄连泻心火以交通心肾,而本方不用黄芩、少用黄连,重在补肝阴,药味配伍不同,故主治亦不同。

肝藏血,肾藏精,精血皆属阴,同源而异各异用。肝肾精血关系密切,若肾精充足,则肝之阴血亦旺,若肾精亏损,必导致肝阴、肝血不足,所以欲养肝阴,必滋肾精,肾精得充,则肝阴自不伤。前人有"补肾即所以补肝"之说,道理就在于此。临床上可选用六味地黄汤加酸甘补阴之品,即可有补肝阴的作用。

补肝阴并不难,难的是欲速则不达,阴血难以骤复是也。若阴亏而气滞,阴亏而风阳上浮,阴亏而血瘀,阴亏而风动、火升、痰生,则不属于纯阴虚证,不在本章讨论之列。肝病伤阴证治中,任何复杂的病证,滋阴仍不失为治本之图。

## 三、阴损及阳

症状:脉动似数,按之不鼓,便血日久,息促如喘,心悸、耳鸣,或脉数悠悠,头巅疼痛,自利兼喘,汗出淋漓,昏倦如寐,舌紫绛不渴。

证候分析:便血、下痢日久,以致肝肾之阴欲脱,故脉动似数,按之如鼓,甚则汗出淋漓,昏倦如寐,舌紫绛不渴;阴脱而风阳外越,故见息促、巅痛、心悸、耳鸣。肾阴竭,关闸失司,是以便血失度,甚至厥脱。

治法:固摄平肝。

方药:**加味赤石脂禹余粮汤。**(叶天士方)

禹余粮 15 克,赤石脂 15 克,人参 10 克,五味子 10 克,山萸肉 10 克,木瓜 12 克。

方义:本方原载《临证指南医案》。方中禹余粮、赤石脂外刚内柔,味酸质厚,能填阳明空漏;人参益气生津,合木瓜以入胃;五味子、萸肉酸收敛阴固液以熄肝风。盖阳明阳土,宜济以柔,误用刚燥,虑其劫液。因此,固胃关就是固少阴、滋化源,即所以救肾阴也。

由上可知,肝病过程中,肝阴不足(肝血不足)在临床并不少见,但与肝火伤阴相关证治有别,宜前后参看。阴损及阳者,亦应与肝阳(肝气)虚证相鉴别。

## 四、肝气虚衰

症状:胁肋胀满,或有疼痛,气短不足以息,难以平卧,头重目眩,四肢乏力,纳差,脉两寸细微无力、左关弦细。

证候分析:肝气虚怯,疏泄不及,气机郁滞,是以胁肋胀满,或有疼痛。气虚则温升不足,气血不能上达,故头重目眩,气短不足以息,而难以平卧,脉两寸细微无力。脉左关弦细,为肝气不足之征。

治法:补肝益气。

方药:**理郁升陷汤。**

生黄芪 30 克,知母 9 克,当归 10 克,桂枝尖 5 克,柴胡 5 克,生龙骨、牡蛎各 10 克。

方义:方中重用黄芪大补肝气。昔人皆以黄芪为温脾益气之品,其实补肝作用更胜一筹。张锡纯说:"凡遇肝气虚弱不能条达,用一切补肝之药皆不效,重用黄芪为主。"佐知母凉润之品以制黄芪之热,柴胡疏肝理气,当归养血,桂枝暖肝,生龙牡重镇肝魂。因此,本方以升而不散、温而不热为特点。

本方原无龙骨、牡蛎,而有生乳香、没药。因生乳没有刺激胃壁而引起呕吐之弊,故用龙骨、牡蛎取代,既能安神,又能固涩精气而保肝。

【案例】

邑六间房庄王氏女,年二十余,心中寒凉,饮食减少,延医服药,年余无效,且益羸瘦。后愚诊视,其左脉微弱不起,断为肝虚证。其父知医,疑而问曰:"向延医诊治,皆言脾胃虚弱,相火衰损,故所用之方皆健脾养胃,补助相火,曾未有言及肝虚者,先生独言肝虚,但因左脉之微弱乎? 抑别有所见而云然乎? "答曰:"肝脏之位置虽居于右,而其气化实先行于左,试问病人,其左半身必觉有不及右半身处,是其明征也。"询之,果觉坐时左半身下坠,卧时不敢向左侧,其父方信愚言,求为疏方。

遂用生黄芪八钱,柴胡、川芎各一钱,干姜三钱,煎汤饮下须臾,左侧即可安卧,又服数剂,诸病皆愈。惟素有带证尚未除,又于原方加牡蛎数钱,服数剂带证亦愈……(《医学衷中参西录·黄芪解》)

【按语】

笔者体会,凡见到脾胃病,只要左关微弱,用理郁升陷汤皆有效验。本案"左脉微弱不起",即断为肝虚证而重用黄芪,不数剂而愈,说明温补肝气在临床上确有实用价值,切勿执"肝无补法"之论。至于如何补,我们在下面重点讨论。

## 五、肝阳虚衰

症状:精神愊愊不乐,头痛目眩,胸胁满闷,懒言善太息,神疲短气,肢冷便溏,小腹冷痛,舌淡,脉虚弦。

证候分析:《圣惠方》云:"肝虚则生寒。"因肝脏为一阳生化之气,内寄相火,肾中真阳寄于肝胆之中,若肝阳不足,肝魂不振,故精神愊愊不乐,头痛目眩。肝虚则脾土不运,故肢冷便溏;肝经络于小腹,故见小腹冷痛。肝虚则疏泄不及致气郁,故懒言善太息、神疲短气。阳气不运,故胸胁满闷。舌淡,脉虚弦,则主肝阳不足。

治法:温肝益气。

方药:**桂枝加桂汤。**

桂枝 15 克,白芍 12 克,炙甘草 10 克,生姜 10 克,大枣 10 克。

气虚甚者,加人参、黄芪;阳虚甚者,加肉桂、淡苁蓉、鹿角、巴戟天、木瓜;少腹冷痛,加吴茱萸、生姜。

方义:方中以桂枝加桂汤重用桂枝,疏肝木之逆,温肝阳之虚。气虚甚佐参芪温升益气;阳虚甚加温润之品以温肾阳,肾阳充则肝阳亦旺。

**【案例】**

陈某,男性,38 岁。患慢性肝炎三年,三年前因急性肝炎迭进苦寒,肝脾之阳受损,黄疸虽退,但腹痛、胁痛、胀闷之症有增无减。谷丙转氨酶始终不正常,有时高达 250 单位,近日来头晕而痛,动则更甚,伴腰酸神疲,精神悒悒不乐,时心悸气短,四肢不温,懒言,善太息,舌质暗淡、苔薄黄,脉虚弦细弱。辨证为肝阳虚衰,疏泄不及,气滞血瘀;治宜温肝益气,疏肝化瘀。

拟方为:桂枝 14 克,当归 12 克,白芍 12 克,黄芪 30 克,淡吴萸 3 克,生姜 8 克,枳壳 12 克,川厚朴 12 克,仙灵脾 12 克,菟丝子 15 克。

服药 10 剂,诸症明显好转,再守原方出入,佐以健脾之品,调治三月,渐愈。

**【按语】**

历代医家论肝者,多论其有余,少论其不足,而论肝气肝阳不足者尤少。我们认为,肝内寄相火,寓一阳生化之气,寄居肾中真阳,“故凡动皆属火”,“天非此火不能生物,人非此火不能有生”(《格致余论·相火论》)。若肝阳不足,则机体生化困乏。黄元御认识到肝阳的重要性,把肝阳与脾阳相提并重,强调“生气不足者,十常八九”,可见肝气、肝阳虚衰确有其病理基础。

近代医家蒲辅周曾提出过,任何一脏皆有气血阴阳,肝脏也不例外,并认为“肝阳虚则筋无力,恶风,善惊惕,囊冷,阴湿,饥不欲食”(《蒲辅周医疗经验》)。其实,肝阳虚衰皆有其证候特点,诸如惊恐伤肝,起病急,症状多变等等皆是。

肝气、肝阳虚证是导致疏泄不及的一个重要病理环节,这不仅是由肝气肝阳本身的生理功能所决定的,而且有其客观的病理基础。《素问·方盛衰论》说:“肝气虚则梦见菌香生草,得其时则梦伏树下不敢起。”《灵枢·天年》云:“五十岁,肝气始衰,肝叶始薄,胆汁始灭,目始不明。”由此说明,《内经》也早已认识到肝气虚、肝阳虚可表现出不同的病理变化规律。

至于肝阳虚的论治,虽然王旭高在《西溪书屋夜话录》中列出了补肝气、补肝阳的药队,但所列的药物多泥于祛风范畴,且没有新的见解,所以,我们提出桂枝加桂汤可作为治疗肝阳不足的代表方。

桂枝加桂汤原载《金匮要略·奔豚气病脉证治》,而《伤寒论》亦载其方。奔豚病有"气从少腹上冲于心"之证,严重时"发作欲死,复还止",病机为阳虚阴乘,这与肝阳不足的证候特点和病机都极为吻合。桂枝加桂汤可调和营卫,降冲平逆,又重用桂枝温疏肝木,对肝阳虚衰之证确有效验,如前引陈案,就说明了这一点。

诚然,肝阳虚衰有轻重之别,气虚为阳虚之渐,阳虚为气虚之甚,两者无绝对界线,但有轻重之分。景岳的暖肝煎虽曰暖肝,实是以温通为法,所以,临床上可用桂枝加桂汤温肝阳之虚,气虚甚者加黄芪、人参;阳虚甚者必佐以酸甘温养之品,如肉桂、苁蓉、仙灵脾、鹿角、巴戟天、菟丝子、山萸肉、枣仁、木瓜、枸杞等品,并适当配伍川厚朴、砂仁以畅气机,从而可达温肝理气之效。

## 六、肝虚欲脱

中医学中之谓脱,系指病情突变,垂危于顷刻,阴阳几欲相离的重症。前人论脱有阴脱、阳脱之别,责其元阴元阳虚惫而致,唯张锡纯从肝虚立论,颇独出心裁。

症状:喘逆迫促,或呕吐不止,或吐血不止,或汗出浑身如洗,目上窜不露黑睛,或短气不足以息,或努力呼吸有似乎喘,或气息将停,危在顷刻,脉沉迟微弱,或六脉不全,或参伍不调;或失语,或小便失禁,或大便滑泄。

证候分析:脱由虚极所致,虚在何处?唯张锡纯认为:"肝胆虚极,而元气欲脱也。"并谓:"元气之上行,原由肝而敷布,而元气之上脱,亦即由肝而疏泄也。""诚以肝能为肾行气,即能泻元气自下出也。"因此,"元气之上脱由于肝,其下脱亦由于肝。"(《医学衷中参西录》)。

因气逆不降,而见喘逆迫促,或呕吐不止,或吐血不止,为上脱之候。

汗出浑身如洗,目上窜不露黑睛,为元气随汗外脱之征;胸中大气下陷,气随陷而随脱,故见短气不足以息,或努力呼吸有似乎喘,或气息将停,危在顷刻,脉沉迟微弱,或六脉不全,或参伍不调诸症。

若阴欲下脱,可见小便失禁,或大便滑泄诸症。

治法:升补肝气以固脱,酸敛收涩以护肝。

方药:根据阴脱、阳脱之别,上脱、外脱、阴阳两脱的不同症情,分别采用不同方剂。

1. **上脱**　**参赭镇气汤**。(《医学衷中参西录》)

组成:人参12克,赭石18克,苏子6克,生芡实15克,生山药15克,山萸肉18克,生龙骨18克,生牡蛎18克,生杭芍12克。

方义:原书云:"治阴阳两虚,喘逆迫促,有将脱之势,亦治肾虚不摄,冲气上干,致胃气不降作满闷。"方中以人参补之,借赭石、苏子下行之力镇安奠定以挽元气,山药、杭芍补肝肾之阴以纳元气,又以萸肉、芡实、龙骨、牡蛎群队酸涩之品以固涩元气,由补气镇摄兼滋阴敛纳为法组方,共奏降冲逆之气,挽将脱之元阳的效果。

【案例】

一妇人,年三十余,劳心之后兼以伤心,忽喘逆大作,迫促异常。其翁知医,以补敛元气之药治之,觉胸中窒碍不能容受。更他医以为外感,投以小剂青龙汤喘益甚。延愚诊视,其脉浮而微数,按之即无,知为阴阳两虚之证。盖阳虚则元气不能自摄,阴虚而肝肾又不能纳气,故作喘也。

为制此汤,病患服药后,未及复杯曰:吾有命矣。询之,曰:从前呼吸惟在喉间,几欲脱去,今则转落丹田矣。

果一剂病愈强半,又服数剂全愈。(《医学衷中参西录·治喘息方·参赭镇气汤》)

【按语】

从来救脱,或桂附以挽元阳之脱,或大小定风、三甲复脉以挽元阴之脱,或生脉散以挽气阴两虚,有效有不效者,张氏阴阳并理,补气中寓镇摄,滋阴中寓敛纳,从肝主论,实开了救脱的新法程。本案补敛元气,反敛邪气,而"胸中窒碍不能容受",投以小青龙汤,虚作实治,病反剧,阴阳两虚之证,喘逆迫促之甚可知;服参赭镇气汤之后,从呼吸"惟在喉间"而"转落丹田",明显由浅表呼吸而转入有根之吸纳吐故,可见其效果之大,洵非虚语。若因吐血过多而见喘促咳逆,血脱而气亦脱,可用保元寒降汤(同书)补敛兼用。

2. **外脱**　来复汤。(《医学衷中参西录》)

组成:山萸肉60克,生龙骨30克,生牡蛎30克,生杭芍18克,野台参12克,炙甘草6克。

方义:张氏认为:"萸肉救脱之功,较参、术、芪不更胜哉。盖萸肉之性,不独补肝也,凡人身之阴阳气血将散者,皆能敛之。故救脱之药,当以萸肉为第一。"辅以芍药补肝,佐龙牡敛之,则能固摄元气而止汗,使气无外脱之虑。

**【案例】**

一人，年二十余，于孟冬得伤寒证，调治十余日，表里皆解。忽遍身发热，顿饭顷，汗出淋漓，热顿解，须臾又热又汗。若是两昼夜，势近垂危，仓猝迎愚延医。及至，见汗出浑身如洗，目上窜不露黑睛，左脉微细模糊，按之即无，此肝胆虚极，而元气欲脱也。盖肝胆虚者，其病象为寒热往来，此证之忽热忽汗，亦即寒热往来之意。

急用净萸肉二两煎服，热与汗均愈其半，遂为拟此方，服两剂而病若失。(《医学衷中参西录·治阴虚劳热方·来复汤》)

**【按语】**

由于张氏认为"凡人元气之脱，皆脱在肝"，所以力主酸敛之品以救欲脱之候。萸肉酸涩微温，能补益肝肾，故推为固脱之首，继则于酸敛之中，善用龙骨、牡蛎以固敛，谓龙牡"但敛正气，而不敛邪气"，两相配伍，萸肉之收得龙牡之涩，元气即可因而不散。

3. **大气下陷欲脱** 升陷汤。(《医学衷中参西录》)

组成：生黄芪18克，知母10克，柴胡5克，升麻3克，桔梗5克。

方义：方中以黄芪补气、升气，伍柴胡引入肝以升补肝气，知母凉润制大剂黄芪之热，升麻引阳举陷，桔梗为舟楫之品，载药达胸，使气补而不滞、升而不散，达升气固脱之效。

**【案例】**

一人，年二十四。胸中满闷，昼夜咳嗽，其咳嗽时，胁下疼甚。诊其脉象和平，重按微弦无力。因其胁疼，又兼胸满，疑其气分不舒，少投以理气之药。为其脉稍弱，又以黄芪佐之，而咳嗽与胸闷益甚，又兼言语声颤动。乃细问病因，知其素勤稼穑，因感冒懒食，犹枵腹力作，以致如此。据此病因，且又服理气之药不受，其为大气下陷无疑。

遂投以升陷汤四剂，其病脱然。(《医学衷中参西录·治大气下陷方·升陷汤》)

**【按语】**

看来升陷汤证的鉴别不谓不难，要不然张氏自制其方，而竟"少有差错，犹幸迷途未远"。其实，得一之情，细询病史也。"感冒懒食""素勤稼穑"，其劳伤气可知；"服理气之药不受"，自要考虑与气虚下陷有关。可见，"必伏其所主，而先其所因"。

4. **阴阳两脱** **既济汤**。(《医学衷中参西录》)

组成:大熟地 30 克,萸肉 30 克,生山药 18 克,生龙骨 18 克,生牡蛎 18 克,茯苓 9 克,生杭芍 9 克,乌附子 3 克。

方义:方中以山药、熟地峻补真阴,萸肉、龙牡补肝收敛,少用附子引上越之阳下归其宅,以期阴阳固结,水火互济,而救上脱下脱之厄,实发展了仲景肾气丸法。

【案例】

一人,年二十余,禀资素羸弱,又耽烟色,于秋初患疟,两旬始愈。一日大便滑泄数次,头面汗出如洗,精神颓惯,昏昏似睡。其脉上盛下虚,两寸摇摇,两尺欲无,数至七至。延医二人皆不疏方。

愚后至为拟此汤,一剂而醒,又服两剂遂复初。(《医学衷中参西录·治阴虚劳热方·既济汤》)

【按语】

大病之后阴阳不相维系,阳欲上脱,或喘逆,或自汗,精神颓惯,昏昏似睡;阴欲下脱,或失精,或小便不禁,或大便滑泄。此证危在旦夕,而张氏从肝阴阳两虚立论,治以既济汤,其效甚好。

张氏从肝虚立论以救脱,是有阴阳之别的。阴虚则风动,风动疏泄太过,致泄元气,所以他强调:"故人虚极者,其肝风必先动,肝风动,即元气欲脱之兆也。"气虚则大气下陷,大气下陷而脱,必补肝之气、升肝之气始效。

由上所述,张氏救脱从肝虚立论,有理论,有实践,既给救脱法开了新的门径,又为我们论证肝有阴、阳、气、血诸虚证,提供了有力的论据。

# 总结

　　肝为五脏之一,其性能不但与身形内外是一个有机整体,而且与自然界也有密切关系,因此,它并不是一个孤立的形态单位。就肝的性能特点而言,主要是体阴而用阳。其"体"之所以为阴,是因为它具有藏血、藏魂的作用;其"用"之所以为阳,是因为它具有升发、疏泄、动摇的气分作用。理解这一点十分重要。

　　中医的肝病是基于藏象学说的基本精神,以肝脏为中心,以经络为径路,因而概括肝系统,包括所属内外表里脏腑经络组织器官的种种病理变化而言,因此,它也包括现代医家所指的各型肝炎、肝硬化等疾病在内。

　　中医一贯认为,肝病的发病最急,传变最快,病证最广,因而有"肝病十居六七""肝病如邪""肝病贼五脏"之说。因此,把握肝病的证治规律,不仅对临床医务工作者很重要,而且对患有肝病的患者也不无裨益。

　　本书总论概括了肝的生理、病理、诊断、治疗特点,也即是概括了肝病不同于其他疾病的特有规律。各论部分,则首先从肝气郁结开始,阐明了肝郁在诸郁发病中的地位,进而论及肝气抑郁、肝郁挟痰、肝郁挟热、肝郁挟寒、肝郁挟食、肝郁挟湿等不同证治规律,既把握肝郁的共同规律,也掌握挟痰、挟热、挟寒、挟食、挟湿的不同个性,因而有不同的治疗方法。

　　若湿热诸毒伤肝,可表现出有黄疸或无黄疸的不同,因邪的性质不同,所以有不同的致病特点,形成不同的证候,如湿热在肝、湿毒凝结、湿热黄疸、瘀血黄疸、疫毒黄疸、寒湿黄疸,这些证候之间既有其共同规律,也有不同特点。肝气冲逆虽然反映的大都是肝气有余的病变,但根据肝病所伤部位的脏腑经络不同,又可分为气逆本脏、气火内郁、肝气冲心、肝气犯肺、肝脾失调、肝气乘胃、肝气及肾、肝气迫及冲任等证候。肝气郁而化火,火性燔灼则又可出现肝火上炎清窍、肝火内扰胸脘、肝火扰魂、肝火充斥三焦、肝火犯肺、肝火扰心、肝火伤脾、肝火灼肾、肝火动血、肝火下迫大肠诸证,证不同而治亦有异。若肝火进一步伤阴,突出表现以阴虚为主者,则又要区别自伤肝阴、中伤胃阴、下伤肾阴,所伤不同,论治皆有不同特点。若肝气、肝火进一步化风,形成肝风证,因为风有虚风、实风,故又需分为肝火动风,肝阳上亢,阴虚风动,肝风挟痰,湿热在经、肝风内动,肝风内动、窜犯心包,脾虚风动诸证。因为肝关系气血,气血反映肝病"体""用"失调这一基本矛盾,气血瘀滞是常见证候,其中可分为肝血瘀滞、肝血瘀而有腹水、肝脾之积、肝着、肝络不和、肝寒血凝经脉等证。肝属厥阴,与少阳相表里,当少阳一阳来复,又易出现寒热错杂之证,其中有寒热错杂、肝热脾寒、上热下寒等证;若肝受寒邪,可见肝寒浊阴上逆、寒滞肝脉、肝病腹胀而脾肾虚寒。

　　最后,对肝病虚证进行了探讨,不仅论述了肝血、肝气、肝阴、肝阳虚衰等证治规律,而且对阴损及阳、肝虚欲脱之证也作了阐述。由于肝的生理在人体生命运动中的重要性,所以认识肝病也必须从整体出发。肝病既是一个十分复杂的疾病,而且各种病证之间又有着密切的内在联系,只有把握各类证候的主要脉证特点和它们之间相互联系、相互转化的规律,辨证论治才能有的放矢,并取得满意的治疗效果。

下篇　附篇

### 一、《西溪书屋夜话录》评讲

《西溪书屋夜话录》是清代名医王旭高所著。王旭高生活于清嘉庆至同治年间(约 1798—1862),名泰林,江苏无锡人。幼从其舅父高锦庭习疡科,后专内科。著有《医方证治汇编歌诀》《退思集类方歌注》《增订医方歌诀》《薛氏湿热论歌诀》《医方歌括》《医学刍言》《西溪书屋夜话录》等书。其临床医案,由虞山、方耕霞搜集编次,整理成《王旭高医案》,分为四卷二十六门,复加按语,每门后又附有小结,颇能窥见王氏的治疗经验。

王氏勤求古训,博采众议,上承《内经》《难经》及仲景之说,旁参明清诸家之言,取诸长而并蓄,熔化于一炉。其《医学刍言》一书,即是饱览诸家著作,参以己得而成。它扼要地论述了临床常见病(证)的辨治原则,其中《六淫治法》一篇就是一例。如其论治"火"则分"实火虚火""三焦火""五脏六腑火",并谓:"实火宜苦寒,黄芩、黄连、山栀、黄柏,甚则大黄;虚火宜甘寒,鲜地、沙参、玄参、麦冬、鲜石斛、梨蔗汁等……上焦火:黄芩、桑皮、甘草,甚则石膏;中焦火:黄连、甘草;下焦火:黄柏、知母。"这些清火的见解反映了王氏医学的特点之一。

《西溪书屋夜话录》可以说是王氏的医学代表作。该书把肝病分为肝气、肝风、肝火三大类,然后分别进行论述,提出疏肝、柔肝、缓肝、泄肝、抑肝、熄风、养肝、温肝、化肝以及补母泻子、培土泄木、泄肝和胃、清金制木等法,并认为"肝气、肝风、肝火,三者同出异名。其中侮脾乘胃,冲心犯肺……种种不同,故肝病最杂而治法最广",从而使王氏成为后世治疗肝病的楷范。可惜的是,该书从其体例来推敲,似有残缺不全之处,故周镇谨在书后跋曰:"此篇说理精当,想其原书卷帙必多,不仅此一篇也。"其说自有所见,而非泛泛之论。

王氏《西溪书屋夜话录》之所以能有较大的成就,与他所处的时代影响有关。他生活于清代温病学说成熟的时代,这对其甘寒养阴、平肝滋胃、忌刚药喜柔润的方法不无影响,加之其对魏柳洲、叶天士的温病学说亦有所借鉴,所以,他的《西溪书屋夜话录》在治肝的观点上另辟蹊径,成为指导后世医家治疗肝病的一部专著。为了供读者参考,现选录其文如下:

（一）肝气、肝风、肝火，三者同出异名。其中侮脾乘胃，冲心犯肺，挟寒挟痰，本虚标实，种种不同，故肝病最杂而治法最广。姑录大略于下。

1. 提要 本段为全篇之纲，首提肝病有肝气、肝风、肝火之分，并示肝病有干犯他脏以及本虚标实种种不同的证治，提纲挈领，重点突出。

2. 词解

（1）肝气：属于生理、病理的名词，也可作为证候名。属于生理的，指肝脏之气；属于病理的，指肝之气机不和，出现疏泄不利的种种病证。

（2）肝风：病理名词，亦作证候名。《内经》亦称肝风。王氏这里所指包括肝阳化风和风阳内动。方耕霞说："夫肝之所以生风，由肾水不足灌溉，致木燥火生，火生风起。"

（3）肝火：病理名词，亦作证候名。多指肝气郁久化热，或情志过极所出现的肝火等证而言。

（4）侮脾乘胃：肝属木，脾胃为土。"肝病必犯土，是侮其所胜也。"也就是说，肝气横逆，亦可以致脾胃病变，其中侮脾可致脾失运化，表现为恶心干呕、脘痞不食、吐酸水涎沫。

（5）冲心犯肺：心肺两脏同居上焦，肝气横逆，肆无忌惮，则能乘心侮肺，而见心、肺的证候，故曰肝气上犯。

3. 评注

（1）关于肝气、肝风、肝火"同出异名"的问题，是指肝气、肝风、肝火之名，都是从肝的病理角度提出的。由于"气、火、风"都为肝用太过所致，始于气郁，化而为火，盛则为风，故曰："郁则为肝气，发则为肝火，盛则为肝风。""气、火、风"都是从厥阴肝经而来，始于气机不和，故曰"同出"；当然，同出不等于没有差异，其中区别在于阻滞于内都是气，冲抗于上皆属于火，升及头巅或旁走四肢则为风，故曰"异名"。王氏这一论点，有机地阐明了气、火、风三者的内在联系，对临床治疗肝病有很大的指导意义。

（2）关于"本虚标实"的问题。"本虚标实"是肝病发生发展过程中的共性规律。本虚是指肝阴阳气血不足，标实是指在本虚基础上继发的寒、瘀、痰、风、火等不同证型。如阳亢之体，源于水亏，肝脏体阴不足而阳用有余，有余则肝阳上亢，这就说明了阳亢是一个标证，至于阴亏才是本证。论治就应本着"急则治标，缓则治本"的原则，权衡标本缓急。如阳亢急剧，予以平肝潜阳，阳亢平息后，用滋阴之法即是治本。这里仅举例而言，说明解决本虚标实的矛盾，是肝病诊治过程中一个需要重视的问题。

（二）"一法曰:**疏肝理气**。如肝气自郁于本经,两胁气胀或痛者,宜疏肝,香附、郁金、苏梗、青皮、橘叶之属。兼寒加吴萸,兼热加丹皮、山栀,兼痰加半夏、茯苓。

一法曰:疏肝通络。如疏肝不应,营气痹窒,络脉瘀阻,宜兼通血络。如旋覆、新绛、归须、桃仁、泽兰叶等。

一法曰:柔肝。如肝气胀甚,疏之更甚者,当柔肝,当归、杞子、柏子仁、牛膝。兼热加天冬、生地,兼寒加苁蓉、肉桂。

一法曰:缓肝。如肝气甚而中气虚者,当缓肝,炙草、白芍、大枣、橘饼、淮小麦。

一法曰:培土泄木。肝气乘脾,脘腹胀痛,六君子汤加吴茱萸、白芍、木香。即培土泄木之法也。(温中疏木,黄玉楸惯用此法)

一法曰:泄肝和胃。肝气乘胃(即肝木乘土),脘痛呕酸,二陈加左金丸,或白蔻、金铃子。即泄肝和胃之法也。

一法曰:泄肝。如肝气上冲于心,热厥心痛,宜泄肝,金铃、延胡、吴萸、川连。兼寒去川连,加椒、桂;寒热俱有者,仍入川连,或再加白芍。盖苦、辛、酸三者,为泄肝之主法也。

一法曰:抑肝。肝气上冲于肺,猝得胁痛,暴上气而喘,宜抑肝,如吴萸汁炒桑皮、苏梗、杏仁、橘红之属。"

1. **提要**　本段提出肝气证治的治疗八法。

2. **词解**

(1)柔肝:叶天士提出:"肝为刚脏,非柔润不能调和也。"凡用酸收、咸软或甘缓等药物组成的方剂,以戢敛肝阳,或培补肝肾之阴,皆属柔肝之剂。

(2)泄肝:泄与泻义通,泄肝即泻肝,但后世所指泻肝,多寓意于清泻肝火,又有别于王氏所讲的泄肝之意。这里的"泄肝",系指苦降、辛开、酸敛合法,实是叶天士所创制肝安胃法,用其酸收以敛肝,苦降辛开以平调胃之寒热,因此说:"泄肝"寓有和胃之意。

(3)抑肝:抑肝有广、狭二义之分。广义包括平肝、镇肝,以镇降上亢之肝气风阳。狭义是指抑肝胆升浮之火。王氏所指即为后者,如吴萸汁炒桑皮、苏梗皆属辛降,杏仁苦降,橘红平降,即抑肝之制方。

3. **评注**　肝气一证,有因郁怒伤肝,有因土不荣木,有因心火气盛,有因金不制木,有因饮食不节,有因寒暑失常。病因不同,病候各异。或自郁本经,或侮脾乘胃,或冲心犯肺,或挟痰挟食,兼寒兼热,或虚实各异。病候有异,治法各不相同。王氏治疗肝气八法,层次井然,现具体评释如下:

(1)疏肝理气:此王氏开手之法,宜于肝气初起,自郁本经。由于病始于郁,郁则气滞,故首重理气。理气首宜辛开,应不损胃、不耗气、不伤阴,故方取香附、郁金、青皮、苏梗、橘叶等品,虽理气而不伤血。

(2)疏肝通络:经主气,络主血。气郁本经不愈,由经入络,营热则痹,络瘀则痛。若疏肝不应,胁痛不除,且刺痛固定不移,为"络脉瘀阻",治宜疏肝通络。此法实源于仲景所制之旋覆花汤,但对瘀阻较重之证则有病重药轻之嫌,而王清任的活血通络之法,又补充了王氏不足。

(3)柔肝:药味有气味阴阳之别,有动静刚柔之分。叶天士对柔肝药的见解独到,认为某些温补药(包括血肉有情之品),性虽温而其质柔润,无刚燥之弊,是柔剂中的温药,温补而不呆滞,故曰温柔;而某些滋阴药(包括养血之品),性凉而质柔,是柔剂中的凉药,故曰阴柔。王氏在这里所列的柔肝药即属温柔,而魏玉横之"一贯煎"乃为凉柔之方。

(4)缓肝:"肝苦急,急食甘以缓之。"这句话指的是中气不足,土不培木,则肝失养而急,故宜用甘药补脾缓肝。所以王氏说:"肝气甚而中气虚者,当缓肝。""缓肝"之意不是单纯用甘味,而是在甘缓之中略佐酸收,取酸甘化阴之义,从而使肝体得柔,则肝急之证得以缓解。

(5)泄肝和胃:肝为刚脏,胃为盛阳,肝木乘土,可表现为肝气横逆犯胃之证,治当泄肝和胃。泄肝重在泻火,左金丸可清肝泻火;和胃重在降逆化痰,而二陈汤亦切合于病情。二方合用,肝胃同治,故王氏用左金丸合二陈汤,必要时加川楝子平肝、白蔻和胃,以加强其泄肝和胃之力。但值得提出的是,临床因肝气乘胃,肝胃不和者,见症颇多,有阴阳虚实寒热之异,因此不可以一法以概全貌。《临证指南医案》木乘土门,宜参看之。

(6)泄肝:肝气横逆上冲于心,以致热厥心痛,宜急泄肝气以降冲逆,否则节外生枝,甚或危及生命。何谓泄肝? 苦降、辛开、酸敛合法,如乌梅丸为厥阴主方,故亦曰苦辛酸合为泄肝主法。其实,苦辛相合,能降能开,心胃相通,和胃即可治心,佐以酸寒入肝以酸泻之,且肝气逆则胃首当其冲,仲景谓制木先安土,即属此意。由此可见,王氏泄肝是指泄肝安胃法而言;此法治肝气冲心,应分清在气和在血,需要辨证而施治。

(7)抑肝:抑肝是指抑肝下气,以安肺金。王氏这里所指的抑肝,比较局限于苦辛降气,不足以概括肝气上冲于肺的证治,即便见到"猝得胁痛,暴上气而喘",所列药队也有病重药轻之嫌。

综合上述,王氏肝气证治八法确是审证求因的治本之法。他首论肝郁,继而由经及络,由气及血,后又述及侮脾乘胃、冲心犯肺诸变证治。其所主八法,疏肝无偏寒偏热之异,通络而不峻猛,柔肝重在温柔,缓肝意在甘缓以建中,补脾气以泄木,重苦辛合法以和胃,用药在甘辛酸苦平之间审度,无咸凉湿燥阴凝之弊,可见其调治肝气心灵手巧之一斑。

(三)"**肝风一证,虽多上冒巅顶,亦能旁走四肢。上冒者,阳亢居多;旁走者,血虚为多。然内风多从火出,气有余便是火。余故曰肝气、肝风、肝火,三者同出异名,但为病不同,治法亦异耳。**

**一法曰:熄风和阳。如肝风初起,头目昏弦,用熄风和阳法,羚羊、丹皮、甘菊、钩钩、决明、白蒺藜,即凉肝是也。**

**一法曰:熄风潜阳。如熄风和阳不效,当以熄风潜阳,如牡蛎、生地、女贞子、玄参、白芍、菊花、阿胶,即滋肝是也。**

**一法曰:培土宁风。肝风上逆,中虚纳少,宜滋阳明,泄厥阴,如人参、甘草、麦冬、白芍、甘菊、玉竹,即培土宁风法,亦即缓肝法也。**

**一法曰:养肝。如肝风走于四肢,经络牵掣或麻者,宜养血熄风,生地、归身、杞子、牛膝、天麻、制首乌、三角胡麻,即养肝也。**

**一法曰:暖土以御寒风。如《金匮》近效白术附子汤,治风虚头重眩苦极,不知食味。是暖土以御寒风之法。此非治肝,实补中也。**"

1. 提要  本段提出肝风证治及论治五法。

2. 词解

(1)内风多从火出:内风亦即肝风,与外邪引起的外热、外风有别。叶天士说:"内风乃身中阳气之动变。"气有余便是火,肝气有余易化火动风,故曰"内风多从火出"。

(2)滋阳明,泄厥阴:阳明系指足阳明胃,厥阴系指足厥阴肝。肝为刚脏,胃为盛阳,厥阴之气上干,阳明之气失降,故"滋阳明,泄厥阴"意即滋胃泄肝。滋胃包括滋胃阴、养胃气,泄肝包括清肝、平肝等法。《临证指南医案》中,"滋阳明,泄厥阴"之法在具体应用上仍然很广,应细心研究,方有收益。

3. 评注  肝风一证,多由肝火发展而来,但火有虚火、实火之分,风有虚风、实风之别。虚多阴血不足,实多阳亢有余。是以上冒者阳亢为多,

旁走者血虚为甚。王氏肝风证治即宗此说提出,具体分析可有:

(1)熄风和阳与熄风潜阳:古人把肝风与风阳常常混称,实则有虚实之异。一为阳亢风动,意即肝阳过亢引动肝风,升及头巅,上冒头目,故又称风阳;一为厥阴化风,意即血虚(或阴虚)引动肝风,俗称"肝风证",其含义较狭。前者多实,有冲激之象;后者多虚,有阴血不足之征。二者标本虚实不同,有在气在血之异。虽然两者皆以熄风为目标,但前者宜和阳,即凉肝之意,宜于肝风初起,肝阳亢盛,肝阴未伤之证,药如羚羊、丹皮、甘菊、钩藤、决明子、白蒺藜等,平肝木之炎盛,解标证燃眉之急;后者则宜潜阳,具有滋肝之意,宜于风阳过亢,肝阴已伤,并进一步劫伤阴血,向虚证转化,如凉肝不应,即宜考虑潜阳,药用牡蛎、生地、女贞子、玄参、白芍、阿胶、菊花等,滋肝以熄风,潜阳以固本。由此可见,王氏所指熄风和阳与熄风潜阳之法的应用,是肝风病发生发展过程中两个不同病理阶段的基本治疗原则,前者重在治标,后者重在治本,临床应用时应注意标本缓急。

(2)培土宁风与暖土御风:"脾为阴土,得阳始运;胃为阳土,得阴自安。"肝风震起,侮脾乘胃,势所必然。其常见病证有二:一是胃阴不足,中虚纳少,胃阴虚而肝风更为肆虐;一是脾胃阳气虚弱,外则遭风寒之邪侵袭,内则易为肝肾浊阴上泛,症见不知食味、风虚头重眩苦极。风虚即指中气虚弱,头重眩晕而言,且脾气愈虚而寒风愈加肆虐。两者在治疗上绝不相同,前者宜培土宁风,意在滋阳明,泄厥阴;后者宜暖土以御寒风,大建中、附子理中、近效白术附子汤等方皆可使用。应当指出的是,凡脾胃虚弱而致肝风上旋,皆有挟痰、挟湿、挟寒、挟热之别,治疗宜辨证而施,才能有效地应用于临床。

(3)养肝:营血不足,肝木失养,肝风旁走四肢,经络牵掣,甚则麻木,可用王氏养肝法,意即养肝血以熄风。使用本法时,应注意与湿热内蕴,流窜经络,引动肝风者相鉴别,后者因脾主四肢,脾虚而湿热盛,应注意健脾。

综合上述,王氏肝风证治立法有五,宜各随其寒热虚实而调治,但证之临床,仍不足以概括肝风证治中的复杂变化,故宜适当参考其他书刊,扩大视野,增加新的治法。

**(四)"肝火燔灼,游行于三焦,一身上下内外皆能为病,难以枚举。如目红颧赤,痉厥狂躁,淋秘疮疡,善饥烦渴,呕吐不寐,上下血溢皆是。**

一法曰:清肝。如羚羊、丹皮、黑栀、黄芩、竹叶、连翘、夏枯草。

一法曰:泻肝。如龙胆泻肝汤、泻青丸、当归龙荟丸之类。

一法曰:清金制木。肝火上炎,清之不已,当制肝,乃清金以制木火之亢逆也,如沙参、麦冬、石斛、枇杷叶、天冬、玉竹、石决明。

一法曰:泻子。如肝火实者,兼泻心,如甘草、黄连,乃'实则泻其子'也。

一法曰:补母。如水亏而肝火盛,清之不应,当益肾水,乃'虚则补母'之法,如六味丸、大补阴丸之类,亦乙癸同源之义也。

一法曰:化肝。景岳治郁怒伤肝,气逆动火,烦热胁痛,胀满动血等证,用青皮、陈皮、丹皮、山栀、芍药、泽泻、贝母,方名化肝煎,是清化肝经之郁火也。

一法曰:温肝。如肝有寒,呕酸上气,宜温肝,肉桂、吴萸、蜀椒。如兼中虚胃寒,加人参、干姜,即大建中汤法也。"

1. 提要　本文提出肝火证治七法。

2. 词解

(1)燔灼:用火烤叫燔灼,在这里是指肝火对津液精血的消灼而言。因火性上炎,如烈火焰烧,充斥一身上下内外,及于三焦腠理肌肤而为害。

(2)乙癸同源:肝为乙木,肾为癸水。肾藏精,肝藏血,同源而异名,皆生成于津液。

3. 评解　肝疏泄气血,其为用也,于机体无处不达。肝寓相火,相火宣布在三焦,所以气郁化火,肝火燔灼,既可游行于三焦腠理,又可充斥于一身内外上下。冲逆于上则目赤颧红;扰乱肝魂则狂躁;灼伤肝阴则痉厥;扰及心神则不寐;侵犯心营,血热沸溢则病疮疡,上下血溢;火盛伤阴则烦渴;充斥胃脘则善饥;胃逆则呕吐;下伤肾阴及膀胱则淋秘,是以见症多端。治疗之法,据王氏的经验是:

(1)清肝、泻肝、化肝:此三法乃王氏治疗肝火的常规之法。其中区别在于:肝火燔灼于上于外,治宜清中带透,即为清肝;肝火充斥于上下表里内外,以在下在内为主,需苦寒直折其炎盛,故曰泻肝;若郁怒伤肝,气逆动火,治宜理气凉肝,即为理气之中,佐以苦寒酸寒以泄折肝经郁火,故曰化肝。三法均遵"热者寒之"的原则,清泄之中分别佐以不同之法,可见王氏用方确有法度。后世治火之法,多遵此配伍应变于临床。

(2)清金、泻子、补母:肝火燔灼之证,在运用上述清肝、泻肝、化肝诸法以后,一般肝火应得到化解,但亦有"清之不应"或"清之不已"者。治疗上宜知常达变,采用从他脏论治。①清金制木:肝火上炎,运用清肝诸法后,其火仍不能清,可考虑清金制木之法。因肺属金,若金不制木,则木火之气必亢,为此,清金之中即有制木之义。清金之法,宜用清润之品,如王氏所用沙参、麦冬、石斛、天冬、玉竹、枇杷叶等,稍佐石决明以为潜阳于下之计。本方临床应用时,犹可加入菊花、丹皮、山栀子等药,清中带透,使疗效有所提高。②泻子:肝火亢极,泻本脏不效,应考虑实则泻其子之法。心属火而木生火,故心为肝之子,所以肝火旺则心火必亢,故泻心火即能泻肝火之亢。临床上凡肝火实证皆可佐以泻心火之法。王氏举甘草、黄连为泻心火之方,临床常选用黄连导赤散,重则可用大黄黄连泻心汤。亦可将此方佐入清肝之中,如龙胆泻肝汤中的木通、车前子、泽泻利小肠湿热,也具有泻子之义。有肝火炽盛者,虽导赤泻心不嫌其峻,甚至兼泻胆火。③补母:若水亏导致肝火盛,清金仍不能平木,宜考虑虚则补其母之法。肾为水,为肝木之母,肾水亏则肝阴不足,阴不潜阳,阴虚火旺,宜滋阴补水以涵肝木。王氏所举六味丸、大补阴丸等方,皆为正治之法。夫水亏则源涸,木拔则苗萎,另一方面,肾又寓火,肾火衰则肝阳亦虚,可致肝阳虚衰,亦可采用补母之法,用温补肾阳之品,达温壮肝阳之用,则肝之虚火自退。

(3)温肝:肝家虚寒,外现虚火,形似火热之症,治疗上非苦寒可以直折,非甘寒、咸寒可以戢敛,唯宜温肝之法。临床上可选用仙灵脾、仙茅、肉苁蓉、巴戟天等温润之品。在王旭高以前,少有人论及温肝法,而王氏能予提出,可算是别有卓见,但所选之药如肉桂、吴萸、蜀椒为其对药,不免辛燥有余,不足为用;若中虚胃寒时,始可用大建中汤,因仅从温建中气,使脾阳得运,肝火自熄,毕竟比较局限。笔者认为,宜于温润之中佐以辛甘养阳,必要时伍以酸收咸软之品以养阴,不单纯温阳,而于阴中求阳,这样方为稳妥。

总之,肝火证有虚有实,实则泻之,热则寒之。由本脏自病者,于清散、清下、清化之中权变;由他脏波及者,宜分别佐入清金、泻子、补母诸法。若肝寒,或虚火时炎,温建中气之外宜重在温肝之阳。

(五)"一法曰:补肝。如制首乌、菟丝子、杞子、枣仁、萸肉、脂麻、沙苑蒺藜。

一法曰:镇肝。如石决明、牡蛎、龙骨、龙齿、金箔、青铅、代赭石、磁石之类。

一法曰:敛肝。如乌梅、白芍、木瓜。

**此三法,无论肝气、肝风、肝火,相其机宜,皆可用之。"**

1. **提要** 本文提出肝病证治中的应变三法。

2. **词解**

(1)补肝:虚则补之,凡能补益肝脏气血阴阳的治法,均可称为补肝法。王氏这里所指的补肝法,是针对肝血不足而立,与临床上习惯所指的养肝、滋肝具有同一意义。

(2)镇肝:含有镇静之义。镇肝的主要目的是潜阳熄风,多用于肝阳、肝风而证偏实者。

(3)敛肝:运用酸味药物以养肝阴,使阴充则阳自敛,风自熄,故曰敛肝。多用于肝阳上亢重症,药味多滋腻厚味。

3. **评解** 王氏提出补肝、镇肝、敛肝三法,可在肝气、肝风、肝火证治中"相其机宜",灵活应用。因肝病气、风、火诸证的共同病理基础常常是血不制气,阴不潜阳,继发于阴血不足,所以血虚甚者宜补肝。王氏这里所指补肝比较局限于补肝血,且所举药味,如枸杞偏温,用之当慎。阴虚甚而不潜阳,则宜敛肝,实则补肝阴以敛阳,乌梅、木瓜、白芍皆为常用之品。至于镇肝法,实是熄风潜阳重剂,系肝风证治中,较熄风潜阳更重一些,故立法重在潜镇。于此可见,王氏用药颇能丝丝入扣。

(六)**"一法曰:平肝。金铃、蒺藜、钩钩、橘叶。**

**一法曰:散肝。木郁则达之,逍遥散是也。肝欲散,急食辛以散之,即散肝是也。**

**一法曰:搜肝。外此有搜风一法。凡人必先有内风而后外风,亦有外风引动内风者,故肝风门中每多夹杂。则搜风之药,亦当引用也。如天麻、羌活、独活、薄荷、蔓荆子、防风、荆芥、僵蚕、蝉蜕、白附子。"**

1. **提要** 本文提出肝脏本身病变的特殊性,其表现不完全同于肝气、肝风、肝火的三种治法。

2. **评解**

(1)平肝:惊则平之。平,谓平顺,平降上冲之气,是针对肝实证而言,既有别于重镇的镇肝法,也有别于熄风和阳的凉肝法。其区别还在于:镇肝法所主治症最重,平肝次之,凉肝又次之。王氏只取川楝子、橘叶以平肝气,钩藤、蒺藜以解欲动之肝风,用药简捷平稳,但仅属平肝轻剂,临床要视症情轻重,予以加减化裁。

(2)散肝:结者散之。凡肝脏气血郁结,宜散肝。因导致肝气郁结的病因很多,故散肝法的内容亦较广泛,诸如散肝风热、散肝风湿、散肝风气、散肝风寒、散肝热、散肝毒等等不同。王氏这里所指的散肝法,主要是指疏散肝脏气血,"疏其血气,令其调达,而致和平"。其立法:一遵《内经》"肝欲散,急食辛以散之"的原则;二据"木郁达之",亦即令其条达,组织成方。至于逍遥散,系肝郁血虚的代表方,不能作为辛散的代表方,因而散肝法应有新的内容。

　　(3)搜肝:意即搜风法。肝风为内风,系"身中阳气之动变"所致,但也有外风引动内风者,或先有内风而后外风侵袭,外风与内风合邪,窜犯空窍经络。内外风"每多夹杂",故搜风之药亦当引用,有时外风去则内风自平,故用天麻、羌活、防风、荆芥、薄荷、蔓荆子、僵蚕、蝉蜕、白附子等品。凡症见四肢麻木、口眼歪斜、肌肤不仁、半身不遂等,皆可应用。但毕竟本法偏于搜剔外风,若阳亢风动较剧,当宜慎用,或配伍平肝熄风之剂,谨防其劫燥伤风之弊。更为重要的是,常宜结合养血之品,所谓"治风先治血,血行风自灭",所以单纯搜风之品,只可暂用而不可久用,

　　(七)"一法曰:补肝阴。地黄、白芍、乌梅。

　　一法曰:补肝阳。肉桂、川椒、苁蓉。

　　一法曰:补肝血。当归、川断、牛膝、川芎。

　　一法曰:补肝气。天麻、白术、菊花、生姜、细辛、杜仲、羊肝。"

　　1.提要　本文提出补肝四法。

　　2.评解　五脏六腑皆有气、血、阴、阳,肝脏亦不例外。在肝病发生发展过程中,肝脏可表现出气、血、阴、阳之不足,一方面不足会导致另一方面有余,本着"虚则补之"的原则,补其不足即是泻其有余,故有补肝阴、补肝阳、补肝气、补肝血的不同。王氏列举药队的不足之处:其补肝阴宜与前述滋肝、养肝、柔肝诸法对比活看;其补肝阳不免过于辛燥,亦宜合温肝法权衡应用,应以温润为主;其补肝血,宜与养肝法配合应用,非川芎、川断所宜;其补肝气中仅杜仲、羊肝有补肝之用,他如天麻、细辛、白术、菊花皆无补意,实祛风之品。不过王氏能分别提出补肝之气、血、阴、阳,这在当时来说确是一个进步,对执"肝无补法"之论者,恰是一个较好的回敬。

　　总之,王旭高《西溪书屋夜话录》的肝病证治,虽其理论部分大部残缺,但从其实用价值来讲,仍不失为肝病证治专篇。其结构比较周密,立法比较严谨。先以肝病本身寒热虚实的不同形症为纲,以肝气、肝风、肝

火为目,步步深入,紧密结合临床实际进行研究。既注意到肝病本身的变化规律,又揭示了相关脏腑的影响,于标本、先后、缓急或隔一、隔二等法中求治法。王旭高之所以具有如此真知灼见,与当时温病学说的发展成熟有着密切关系。我们从柳选《环溪草堂医案》和《王旭高医案》的对比之中就不难看出,他在很大程度上师承叶氏,立法不拘成方,用药以清灵见长。事实上,王氏的《退思集类方歌注》是以徐灵胎《伤寒论类方》为蓝本,其《医方歌括》只是概括《兰台轨范》通治诸方,而最能反映王氏学术思想的当推《西溪书屋夜话录》。但细读起来,该篇仍有不足之处:①叙证过简,语多重复罗列,且其云补肝、柔肝,皆是名异实同。②有些治法举例用药欠当,如抑肝法,列举桑皮、苏梗、杏仁、橘红等品,远不能概括抑肝之治。而且,在所有的治肝药队中竟不列柴胡,这不能不说是一个很大的不足。③个别地方论理欠清,如"肝火证治"中的温肝法,非指实火,当是下焦阳虚,浊阴激动龙雷之火上浮所致,但作者交待不清,不免使读者有支离破碎之感,这也可能与该书残缺不全,理论部分存者很少有关。

## 二、胆腑理论及临床

胆腑理论是以研究胆的生理功能、病理变化为中心的理论。它是在祖国医学藏象学说的指导下,对胆腑所作的整体认识。

胆为奇恒之腑,既不同于"藏精气而不泻"的五脏,也不同于"传化物而不藏"的六腑。其生理活动与病理变化,有其独特的和一定的规律可循。

肝与胆互为表里,经脉互相络属,又同应春生之气,故胆与肝的生理、病理有相同之处,但是,肝与胆毕竟是一脏一腑、一表一里,在生理和病理上又有不同之处。为了使读者在掌握肝病证治规律的同时,对胆腑的生理、病理及其证治规律,有一个概括性的了解,不至于临床茫然无措,故在此进行分析,以供临床参考。

### (一)胆的生理功能

1. 胆的生理形态 《难经·四十二难》说:"胆在肝之短叶间……盛精汁三合。"这里我们可以理解到:①胆位于肝叶;②胆是一个能盛精汁的囊状物,"盛"有储藏的意思;③胆储藏的是"精汁",故胆又叫"中清之腑"。"精汁"的来源,一说来源于肝,为肝之余气所生;一说来源于五脏,"他腑之所受者,皆至浊之物,而唯胆则受五脏之精汁也"(《黄帝内经灵枢注证发微》)。以上两说,证明了胆所盛的"精汁"与五脏有密切联系。

正因为胆所盛的乃是"精汁",因而既不同于五脏所藏的精气,也不同于六腑所盛的浊物,故有"奇恒之腑"之称。

2. 胆的生理功能 ①主决断:《素问·灵兰秘典论》说:"胆者,中正之官,决断出焉。"所谓"中正"即不偏不倚的意思,所谓"决断"即是"刚正果决",这说明了胆对人体精神情志活动具有"刚正果决"的能力,并且对外界事物能作出不偏不倚的客观反映。《灵枢·论勇》说:"勇士者⋯⋯其肝大以坚,其胆满以傍⋯⋯怯士者⋯⋯肝系缓,其胆不满而纵⋯⋯"②主疏泄:肝的主要生理功能是主疏泄,而胆也主疏泄。肝胆同应春生之气,肝为乙木,胆为甲木,肝为阴,胆为阳,两者一阴一阳,互相配偶,共主疏泄。肝胆互济,方成其用。胆所储藏精汁,是机体不可缺少的物质;它能资助脾胃的生化,促进饮食的消化与吸收。胆为少阳,少阳为三阳之枢,位于半表半里,行于身之侧,与手少阳三焦经密切联系,而三焦为水火升降的道路,关系到人身的气化功能。可见,肝主疏泄,而胆亦主疏泄,肝胆共主疏泄是无疑义的。

3. "凡十一脏,取决于胆"的意义 "凡十一脏,取决于胆"见于《素问·六节藏象论》,是胆腑理论核心的体现。历代医家见仁见智,对其认识存在分歧。王冰以"中正刚断无私偏"为胆作释;李东垣以"春升化安"作解释;张景岳以"通达阴阳"为辨。我们认为,一方面应对胆的内涵吃透其基本精神;另一方面从五脏与胆的关系加以论证,紧密结合临床才有实际意义。我们的意见是,"凡十一脏,取决于胆"的内涵有二:①五脏的神志活动取决于胆,五脏又有五神脏之称,如心藏神、肝藏魂、肺藏魄、肾藏志、脾藏意等等。人的神、魂、魄、意、志等精神情志活动,既要在心神的统率下进行,也要有胆的决断,使这些精神情志活动有一定的主见和选择能力。②疏泄五脏六腑气血:五脏皆有气血,气血皆有赖于肝胆疏泄以为用。肝胆互为表里,共同疏泄气血。其中,肝之疏泄所以不致太过或不及,是胆腑参与了调节的作用。张景岳说:"五脏六腑,共为十一,禀赋不同,情志亦异,必资胆气,庶得各成其用。"正因为胆具有主决断、主疏泄的功能,因而胆对"十一脏"的影响也必然包括上述两方面的作用,所以肝胆的功用实不可偏废。

我们再从胆对五脏的生理、病理影响入手,看看"凡十一脏,取决于胆"的实际意义。

以肝胆而言:张景岳说:"肝气虽强,非胆不断。肝胆相济,勇敢乃成。"

（《类经》）又因为肝为厥阴，厥阴多厥热胜复，寒热兼见；胆为少阳，少阳为病多见寒热往来，故肝胆的病变多有寒热互见之症。尤其是少阳为半表半里之枢，邪客胁下，逆其枢机，则见呕吐、胸满、口苦、咽干、目眩等症。《伤寒论》治疗此证，以小柴胡汤和解少阳胆腑的邪气。后世医家根据肝胆同治的理论，发展了小柴胡汤的应用范围，在临床上广泛地治疗肝胆疾病，并取得了满意的疗效。这都是根据肝胆互为表里、互相影响这一病机基础而进行治疗的。

以胆与心而言：心主神明，胆主决断，决断功能的发挥是在"心主"的统率下进行的，否则"主不明则十二官危"；另一方面，心属火，胆属木，木火相生，故"心主"的神明和主见的产生，又需要胆的决断而后现。《医学入门·脏腑》说的"心与胆相通"就是这个道理。在病理情况下，若情志之火内发，或气结湿生，化为痰浊，痰火互结，上扰心神，使心主神志的功能失调，可通过清胆化痰，达到安定心神的作用。唐容川指出："胆病战栗颠狂，宜补心为主。"（《中西汇通医经精义·脏腑通治》）这种心与胆的辨证认识是很有见地的。

以胆与肺而言：肺主气司治节，为最高之脏，五脏六腑皆受其节制；少阳胆木亦受肺气制约；同样，因胆经上行注于肺，胆的疏泄对肺主治节、宣发肃降功能的发挥，亦有协同作用。在病理状态下，一脏有病，则彼此可以相互传变，尤其是胆气郁滞时，对肺的影响为大。故《素问·阴阳别论》云："一阳发病，少气善咳"。《素问·咳论》亦云："胆咳之状，咳呕胆汁"。

以胆与脾（胃）而言：肝胆脾胃是人体气机升降出入运动的枢纽，必须保持其协调统一。黄坤载说："肝气宜升，胆火宜降。然非脾气之上行，则肝气不升；非胃气之下行，则胆火不降。"（转引自《医学衷中参西录》）反之，在病理状态下，胆虚不能制脾，则易引起湿滞痰生，更明显表现为对胃降功能的影响。《素问·气厥论》说："胃移热于胆，亦曰食亦。"

以胆与肾而言：胆属火，肾属水，胆气通于肾，胆疏泄功能的发挥有赖于肾的滋养涵濡。在病理状态下，常出现胆肾同逆为病。《素问·阴阳别论》说："二阴一阳发病，善胀、心满、善气。"所谓"二阴"即指少阴心肾，"一阳"即指少阳胆。王冰注曰："肾胆同逆，三焦不行，气蓄于上故心满，下虚上盛故气泄出也。"因此，临床上亦常见肾病从胆论治，或肾胆同治的案例。

由上所述的内容可以看出，"凡十一脏，取决于胆"有它的实际内容与指导治疗的意义。

**(二)胆的病理特点**

胆虽是腑,但泄中有藏,一方面协助六腑以传化物,另一方面疏泄精汁以助生化而贯彻上下,通行表里。沈金鳌说:"为肾天根则通乎下,应肺治节则通乎上。其所以能通乎上下者,以其为中和之极也。惟通乎上下,故得游行三焦。且即三焦之所治,以致用阳明,故十一经皆借胆气以为和。经曰:少火生气。以少阳即嫩阳,为生气之首也。"(《杂病源流犀烛·胆病源流》)因此,胆以清静宁谧为顺,以烦扰躁动为逆,调畅气机则顺,气机壅遏则逆。或为寒为热,或三焦失宜,或神志变异等等,诸证不一,其病理特点可概括为四:

1. **寒热错杂互见**　胆属少阳,少阳为一阳,乃阳之初生,其经脉行人身之侧位,居半表半里之间,因此,若邪袭于胆,则可出现往来寒热一症。因正气出与邪争,故见发热,邪气入则恶寒,病位半在表、半在里,正邪纷争在此,是以寒热往来,交替而作。《灵枢·邪气脏腑病形》云:"胆病者……呕宿汁……其寒热者。"《伤寒论》也载有"往来寒热……胁下痞鞕"等症。可见,往来寒热一症是胆病的重要反映。

2. **气机壅滞,郁结痰火**　胆主疏泄,中寓相火,若疏泄失职,气机郁滞,致使相火不宁而发动。足少阳胆与手少阳三焦同名少阳,而三焦一经既是相火宣布的场所,又是水谷运行的道路,因此,胆病影响三焦气化,使相火不得宣行,气机郁结,水液不得通调,相火不得宁谧,则气机壅滞,痰火交结而为患。正如《重订通俗伤寒论》云:"足少阳胆与手少阳三焦合为一经,其气化一寄于胆中以化水谷,一发于三焦以行腠理,若受湿遏热郁,则三焦之气机不畅,胆中之相火乃炽。"

3. **决断废弛,发生神志病变**　胆主决断,若胆的疏泄失职,对人的决断作用废弛,从而使精神情志活动失常,然有轻重、寒热、虚实的不同程度,如虚则寒,寒则恐畏,头眩不能独卧;实则热,热则惊怖,精神不宁,卧则不宁。若痰火上扰,迫使相火不藏,肝魂不宁,则易惊多梦,甚则上扰心神,出现不寐,或狂癫等症。《灵枢·邪气脏腑病形》说:"胆病者,善太息,口苦,呕宿汁,心下淡淡,恐人将捕之,嗌中吩吩然,数唾。"这里的"淡淡"即动荡貌,"吩吩"似指咽喉如有物阻塞,类似于现代医学所指的"歇斯底里"发作的病状。

4. **干扰他脏为患**　"凡十一脏,取决于胆",所以胆腑有病,必然影响

139

其他脏腑。例如:胆火扰心,则心悸心慌;痰热扰肝,则咳呕痰涎苦汁;胆火上逆,清阳被遏,脾胃不和则见饮食不振,纳谷不化;痰热迫胃,胃失和降,则呕吐痰涎酸水;若痰火上扰,气机升降失司,而又阴虚阳亢,则肝胆之气同逆,可见头晕、心中懊㤚欲呕、腰酸腿膝乏力等症;若胆腑之热波及阳明胃家,亦可出现心下急、郁郁微烦、呕不止等症。

由上所述,胆腑病变规律可分为:①胆失疏泄,气机阻遏,发为痰火交结等证;②胆的决断功能废弛不用,可发生各种神志疾患。这些病理特点为临床治疗提供了辨证依据。

### (三)胆病的证治规律

因为胆贵疏泄通降,胆腑以通为顺,故治疗胆腑疾病应以通降为主,可根据寒热的孰轻孰重,分别予以和胆、温胆、清胆、利胆等法进行治疗,切勿滥用补剂以壅滞其气机而留邪为患。现将其证治规律叙述如下:

1. 外邪客胆

**(1)邪客胆之经腑,病位在半表半里**

症状:往来寒热,胸胁苦满,默默不欲饮食,心烦喜呕,或胸中烦而不呕,脉弦,苔白滑。

证候分析:邪客少阳之经,邪正交争于半表半里,所以往来寒热。胸胁是少阳经所司之位,邪壅而少阳经气不利,故胸胁苦满。邪客少阳,则胆腑气郁,疏泄不利,影响于胃,故精神嘿嘿,不欲饮食。热郁于胆则烦,气逆于胃则呕,故见心烦喜呕。若邪热郁于胆腑,胆汁上溢,则见口苦;胆汁外溢,也可发生黄疸。脉弦主肝胆病,舌苔白滑主热在少阳、未入阳明。

治法:和解少阳,清热利胆。

方药:柴胡 12 克,黄芩 10 克,半夏 9 克,党参 6 克,炙甘草 6 克,大枣 4 枚,金钱草 15 克,虎杖 10 克,垂盆草 12 克。

方义:柴胡气质轻清,苦味最薄,善疏解胆腑之热又能开其郁滞,配黄芩之苦寒,以清胆热,则烦满可除;半夏调理胃气以止呕;党参、大枣、甘草益气和中以养正,寓扶正祛邪之意;金钱草、虎杖、垂盆草善清肝胆邪热。数药相伍,有条达上下、宣通内外、运行气血、清解郁热之功。

【按语】

上方为小柴胡汤的加味法。小柴胡汤能治疗急慢性胆囊炎或急慢性肝炎,如见上述证候,用之均有显效。若是胆结石患者可重用金钱草,佐入枳壳、郁金、鸡内金以增其清热排石之力。使用本方时,柴胡用量应大于党参、甘草一倍以上,方能发挥其清热透邪、和解表里的作用。

(2)**邪郁胆腑,热结在里**

症状:胸胁苦满,心下急,呕不止,郁郁微烦,大便不通,舌苔黄腻,脉弦而有力。

证候分析:胸胁苦满,为邪郁于胆之征;又见胃脘急迫,或疼或满,使人难耐而又呕不止、郁郁微烦,则气火交阻于里,故大便不通。舌苔黄腻,脉弦有力是其候矣。

治法:清热利胆,通腑泄热。

方药:**大柴胡汤**。

柴胡12克,黄芩10克,大黄6克(后下),枳实9克,半夏9克,白芍9克,生姜12克,大枣4枚。

方义:本方即小柴胡汤去人参、甘草,加枳实、大黄、白芍而成。去人参、甘草,因里气实,恐补而留邪也。加枳实、大黄、白芍等酸苦走泻之品,以荡涤热邪之结。

【按语】

本方治疗急性胆囊炎而见上述证候者,可加入郁金、青皮,效果更佳。对于急性胰腺炎,亦同样有效。

(3)**胆腑邪热,内迫肠胃**

症状:身热,口渴,口苦,胁痛,干呕心烦,或泄泻,或下利赤白,尿少而黄,舌苔黄,脉弦数。

证候分析:热客少阳胆腑,胆热外蒸,胆气上逆,是以身热、口渴、口苦而胁痛;若下迫大肠,津液下注,故泄泻;若热邪挟湿,则下利赤白,尿少而黄;热邪上迫胃腑,故干呕心烦。至于舌苔黄,脉弦数,则为少阳胆腑热郁之象。

治法:清泄郁热,疏利胆道。

方药:**黄连黄芩汤加减**。

黄连10克,黄芩10克,郁金6克,豆豉9克,白芍12克。

方义:黄连黄芩汤系吴鞠通从《伤寒论》之黄芩汤加减衍化而来。方中以黄芩、黄连之苦寒,清利胆腑之郁热;郁金辛寒,以疏胆腑之滞;豆豉性寒体轻,而能宣达郁热;白芍一味则为平肝和阴之用。

【按语】

干呕、口苦而渴,系热郁少阳胆经所致,这是本证的辨证眼目。本方

141

用于慢性胆囊炎而见上述证候者,有一定疗效。

**(4)湿郁蕴结胆腑**

症状:寒热似疟,午后较甚,入暮尤剧,天明得汗稍减,口渴心烦,脘痞苔腻,呕恶,口苦,脉滑数。

证候分析:湿热蕴滞,胆失疏泄,邪正交争,互有进退,故发热而又恶寒,其形如疟;因热中有湿,湿为阴邪,故午后及入暮为剧;胆汁上逆,故口苦;邪热伤津,则咽干口渴;湿热阻滞,气机不利,故脘痞而苔腻;湿郁于里,胃失和降,则见呕恶。平旦之时,阳气旺盛而能胜邪,故可得汗而症状稍减。至于脉滑数,为湿热内停之象。

治法:清泄胆腑,分消湿热。

方药:**蒿芩清胆汤**。

青蒿9克,竹茹9克,法半夏5克,赤茯苓9克,黄芩10克,枳壳6克,陈皮6克,碧玉散10克(布包)。

方义:本方以青蒿清透胆热之邪于外,以黄芩清胆热之邪于内,竹茹清郁火,又能化痰和胃。由于湿化为痰,胃气不和,故又以枳壳与二陈汤合用以专其治。用碧玉散的目的是清利三焦之湿热,使从小便而出。何秀山说:"此为和解胆经之良方,凡胸痞作呕,寒热如疟者,投无不效。"

**【案例一】**

尹某,男,34岁。胸胁发满,夜睡呓语不休,且乱梦纷纭,时发惊怖,精神不安,自汗出,大便不爽,既往有癫痫史,此病得于惊吓之余。视其人神情呆滞,面色发青,舌红,苔白黄相间,脉来沉弦。

辨为肝胆气郁,兼阳明腑热,心神被扰,不得潜敛之证。治宜疏肝泻胃,镇惊安神。

处方:铅丹5克(布包),大黄6克(后下),茯神9克,柴胡12克,黄芩9克,半夏9克,生姜9克,龙骨15克,牡蛎15克,桂枝4.5克,大枣6枚。

服一剂大便畅通,胸胁满与呓语皆除,精神安定,不复梦扰,惟欲吐不吐,胃中似嘈不适。上方加竹茹、陈皮,服之而愈。

**【案例二】**

李某,女,54岁。右胁疼痛,掣及胃脘,不可忍耐,惟注射"杜冷丁"方能不痛。视其人体肥,面颊绯红,舌质红绛,舌根黄腻,脉沉滑有力。问其大便已四日未解。口苦时呕,不能饮食。西医有的诊为胆囊炎,有的诊为胆结石。余认为症见胁痛而大便不通,口苦而呕,舌苔黄腻,脉来弦滑,乃肝胃气火交郁,气血阻塞不通,不通则痛而为甚。治宜两解肝胃,泻热导滞。

处方:柴胡18克,黄芩9克,半夏9克,生姜12克,白芍9克,郁金9克,大黄9克,枳实9克,陈皮12克,生牡蛎12克。煎汤,分三次服。

一服,疼痛减轻得睡;二服,大便解下一次,从此胁痛与呕俱解,转用调理肝胃药而安。

【按语】

案一诊为肝胆气郁,肝郁则魂不潜,胆郁则决断不能,更兼阳明腑热,上扰心神,心主亦不明,是以用柴胡加龙骨牡蛎汤疏肝胆之郁、泻胃家之热,即达到镇惊安神之效。案二系胆腑有积热停瘀,气火交郁,阻塞不通,用大柴胡汤两解肝胃,泻热导滞,一服即见效机,再服胁痛与呕俱解,可见柴胡剂在胆腑病变中应用甚为广泛。临床还常用柴胡加芒硝汤治柴胡证而兼肠中燥屎者,效果亦好。胆以通为顺,不通则痛,且常与大便秘结同时出现,所以治用泻热导滞之法,使邪有出路而不壅滞,确系治疗胆病疼痛的必备之法。在这里有必要介绍一下《伤寒论》用刺期门法或用小柴胡汤治疗热入血室之证。"血室"历来在认识上是有争议的,有人指太冲脉为血室,有人指肝脏为血室,也有人指子宫为血室。我们认为,以上三种说法如能联系而论为最好,因为子宫、肝脏、冲脉统属于厥阴经的范畴,所谓主冲脉者,是指血的源头而言;所谓主肝者,乃就其藏象所处而论;所谓主子宫者,是就月经流行之地而谈。这就说明了血室的内容是肝经血分的各个所系之地。热入血室多与经水适来或适断有关,说明它与月经的关系非常紧密,故有女子以肝为先天之说。

热入血室的主症是:发热恶寒,胸胁苦满如结胸状,经水适来或适断,或昼日明了,暮则谵语如见鬼状。其病机是:因经水适来或适断,邪热乘虚而入,热与血搏,其血必结,浅则邪留少阳,故寒热往来如疟,深则邪结厥阴,则热深厥深。若邪热上扰心神,或肝神不能戢敛,故昼日明了,暮则谵语如见鬼状。《伤寒九十论·血结胸证》云:"……遇经水适来适断,邪气乘虚而入血室,血与邪迫,上入肝经,肝既受邪,则谵语如见鬼……"肝脉布两胁,邪滞肝脉,邪热与血搏结而不行,故胸胁满如结胸状。

热入血室用小柴胡汤与刺期门法治疗的意义,正是体现了病气浅深不同的治法。章虚谷说:"肝胆为表里,故深则从肝,浅则从胆,以导泄血室之邪也。"所谓浅,是指邪留少阳;所谓深,是指邪结厥阴。因为热入血室与胃肠无涉,故不应下;病亦不在表,故不应汗;胸膈无邪,又不能吐。汗吐下皆不可施,故庞安常说:"先宜小柴胡汤,不愈,可刺期门。"故浅者用小柴胡汤和解,深者刺厥阴肝经募穴期门以泄邪热。兹录许学士治案一则加以印证。

许学士治一妇病伤寒,发寒热,遇夜则如见鬼状,经六七日,忽然昏塞,涎响如引锯,牙关紧急,瞑目不知人,病势危困。许视之,曰:得病之初,曾值月经来否?其家云:经水方来,病作而经遂止,得一二日,发寒热,昼虽静,夜则有鬼祟,从昨日不省人事。许曰:此乃热入血室症。仲景云:妇人中风,发热恶寒,经水适来,昼则明了,暮则谵语,如见鬼状,发作有时,此名热入血室。医者不晓,以刚剂与之,遂致胸膈不利,涎潮上脘,喘急息高,昏冒不知人。当先化其痰,后除其热。乃急以"一呷散"投之,两时顷涎下得睡,省人事。次授以小柴胡汤加生地,三服而热除,不汗而自解矣。(《名医类案》卷十一《热入血室》)

本案诊为热入血室,先以一呷散去其痰,次以小柴胡汤加生地凉血解热而愈。然而,热入血室偏于血热者,也并非小柴胡汤所宜。《临证指南医案》中所有热入血室案,无一例用小柴胡汤,这一方面与叶氏认为"柴胡劫肝阴",视柴胡汤如仇敌的偏见有关,另一方面对邪结厥阴,血热而邪深的患者来说,也确非所宜。其解决的办法是:邪浅而体不虚,小柴胡汤当减去参、姜、枣、草,以免留邪,适当佐入凉血散血之品,使血分松动流通,不与热结则邪可自散。对于邪热深结厥阴的患者,宜遵王孟英之说:"如经水适来,因热邪陷入而抟结不行者,此宜破其血结;若经水适断,而邪乃乘血舍之空虚以袭之者,宜养营以清热;其邪热传营,逼血妄行,致经未当期而至者,宜清热以安营。"(《温热经纬》卷三《叶香岩外感温热篇》)

2. 痰热内扰　胆寄相火,内通三焦气化,但又禀气于胃,而成后天之本。若胆失和降,气机郁滞,相火肆虐,胃虚则水谷不化精微,聚湿而成痰,痰火胶结则痰热内扰。痰热内扰从其发病规律来看,往往出现化火、伤阴、动风等证,如痰盛可以化热,气郁可以化火,化火自能伤阴,伤阴必然阳亢,阳亢则变化而动风。而且,病理变化常由胆波及肝,抑或肝胆同病而彼此呼应。

**(1)痰热内扰,胆胃不和**

症状:头晕目眩,口苦,呕恶痰涎,烦躁不寐,惊悸不宁,胸闷,善太息,时有幻闻、幻视,舌红苔黄腻,脉弦滑等。

证候分析:本证由痰热内扰,胆胃不和而起。口苦为胆热之征;痰热迫使胃气上逆,则呕恶痰涎;胆脉络头目,痰浊循经上扰,故头晕目眩;痰热内扰肝魂,故烦躁不寐、惊悸不宁;痰浊阻滞,胆失疏泄,故胸闷、善太息;神明失守,痰热上迷,故可见幻视、幻闻、幻觉的"三幻"证候。舌质红主有热,苔黄腻主痰湿不化,脉弦滑主痰热郁阻。

治法:清胆,和胃,化痰。

方药:**黄连温胆汤**。

半夏9克,陈皮9克,茯苓9克,生姜6克,炙甘草6克,竹茹9克,枳实9克,黄连6克。

方义:《备急千金要方》载温胆汤治"大病后虚烦不得眠"之症。罗谦甫说:"方以二陈治一切痰饮,加竹茹以清热,加生姜以止呕,加枳实以破逆,相济相须,虽不治胆而胆自和,盖所谓胆之痰热去故也。命名温者,乃谓温和之温,非谓温凉之温也。若谓胆家真畏寒而怯而温之,不但方中无温胆之品,且更有凉胃之药也。"(《医宗金鉴·删补名医方论》卷四)

【案例】

杨某,女,59岁。病已5年,屡治无效。自称其右侧唇与舌感觉热而麻辣,如涂辣椒末,而左侧的唇舌则觉寒凉如冰,冷彻肌肉,其人殊肥,面色黧黑。每晨起必先呕吐痰涎,亦无以为常。问其睡眠则少寐多梦,且心悸而易惊,六脉弦滑,舌无异常,惟苔则白腻。此为胆经痰热证,所谓"怪病多痰"是矣。审其晨起呕吐痰涎,脉滑面黧,属痰热之证似无可疑。

用温胆汤加胆星、竹沥、黛蛤散同煎。

服至六剂,不但舌唇之异常感觉消失,其他诸证亦随之而愈。

【按语】

"怪病多痰"。此证乃肝胆郁热,蒸变脾湿而为痰,是以用清肝胆痰热之药,是伏其所主也。二年怪病,竟六剂后而若失,可见辨证之要,贵在准确无误。

因此,临证时还要辨清是痰偏盛,还是热偏盛。若痰偏盛,表现以头目眩晕为主,胃中痞满,呕吐痰涎不止,见于肥胖体质,舌苔厚腻,脉弦滑,可于黄连温胆汤中,加入胆南星、海蛤、青黛、海浮石等清化痰热之品。若热偏盛,表现为口苦较重,心烦而躁,小便黄赤,舌质绛而苔黄,脉弦滑数,可于黄连温胆汤中,加入山栀、黄芩、连翘、竹叶等清心解热之药。

（2）**痰热内扰，气郁不伸**

症状：痰热内扰，更兼心胸憋闷，嗳气不畅，叹息觉舒，舌红苔腻，脉沉弦。

证候分析：气郁则内热，热郁则痰生，气、痰、热交郁，痰阻气滞，故心胸憋闷、嗳气不畅、叹息觉舒；舌红主内热，苔腻主痰湿，脉沉弦主气郁不伸。

治法：清胆化痰，佐以理气。

方药：温胆汤加柴胡10克、香附10克、郁金9克、佛手9克、橘叶12克。

方义：方中以温胆汤清化痰热，柴胡疏肝，香附理气，佛手、橘叶理气化痰，郁金清血分之滞，又能疏肝解郁。

【**案例**】

张某，女，32岁。得病由于惊吓。心胸憋闷且慌，时有气冲，如上至心胸，则觉心中忙乱难忍，必须跑出屋外，大喊几声方安。睡眠不佳，多做噩梦，胆小善畏，情志郁而不伸，六脉沉弦，舌红而苔白。

此证脉沉弦，主肝气抑郁，古人说：六郁多沉，而弦主肝胆。肝气上冲心胸，则心中为之忙乱；跑出屋外大喊几声，使气郁得伸故安。寐不佳且多噩梦，又胆小善畏，乃气郁生痰而神魂为之不安。治法：疏肝豁痰，解郁理气。

以温胆汤原方，另加香附、郁金、青皮、丹皮、白芍、蒺藜、菖蒲、土贝母等药。服20余剂，其病逐渐获愈。

【**按语**】

证属肝郁、痰火内扰，是以疏肝解郁，清化痰热而获效。

（3）**痰热内扰，阴虚已显**

症状：痰热内扰，更兼五心烦热，或低热持续不退，日晡面部烘热，头晕耳鸣，舌质红绛，苔薄黄，脉弦滑。

证候分析：阴虚则内热，故五心烦热，或低热持续不退；阴虚则潮热，故日晡面部烘热；肝肾阴虚，故头晕耳鸣；舌质红绛主阴虚，脉弦滑主痰热内盛。本证多痰热内扰，继而伤阴，故既见痰热内扰之证，又见阴虚之状。

治法：清化痰热，佐以滋肾养阴。

方药：温胆汤加丹皮、地骨皮、青蒿、生地、白芍、龟板。

方义:方中以温胆汤清化痰热,生地、白芍、龟板养阴,丹皮凉血,地骨皮、青蒿养阴透热。

### (4)痰热内扰,阴虚阳亢

症状:在痰热内扰证的基础上,更表现为头目眩晕,或头痛而胀,面红目赤,性急易怒,耳鸣如潮,下肢无力,舌绛苔黄,脉滑大充盈有力。

证候分析:肝胆互为表里,痰热内扰可伤及肝阴,以致阴虚阳亢。阳亢于上,故头晕目眩,或头痛而胀,面红目赤;阴虚于下,则下肢无力。肝阴虚而气郁不伸,故性急易怒;阴虚火旺,故耳鸣如潮。舌绛苔黄,主阴虚有热;脉滑大充盈有力,主阴虚阳亢痰盛。

治法:清化痰热,平肝潜阳。

方药:温胆汤加龙胆草、夏枯草、益母草、石决明、珍珠母、丹皮、白芍、牛膝、桑寄生。

方义:本方肝胆同治。方中以温胆汤清化痰热,龙胆草、夏枯草清肝热,益母草、石决明、珍珠母平肝潜阳,丹皮凉血,白芍、牛膝、桑寄生滋阴和阳。

### (5)痰热内扰,肝风内动

症状:既见痰热内扰之象,又见头目眩晕,肢体瘈痛或麻木,皮内如有虫行,或肩背掣痛,或肢颤、口眼㖞斜,或突发癫痫,手足抽搐,口吐白沫,人事不知,舌红而脉弦细。

证候分析:既见痰热内扰,又见肝风内动,风助火势,火借风威,痰由热生,风由火化,是以见症如上。

治法:清化痰热,养血平肝熄风。

方药:温胆汤加羚羊角、钩藤、络石藤、当归、白芍、红花、茜草、熟地。

方义:方以温胆汤清胆化痰,羚羊角、钩藤平肝熄风,当归、白芍、熟地柔肝养血以熄风,络石藤通络熄风,红花、茜草活血,因血行则风自灭也。

### 【案例一】

王某,女,30岁。经常头痛且胆小善畏,如一人居,辄幻见满室杂坐老幼,集而向之笑,惊骇之余,毛发皆耸,移时而所见之人杳然无踪,为此必挽其夫在家为伴,经常失眠而多噩梦,头痛掣目,心烦口苦,脉滑数,舌质绛而苔黄厚。脉滑主痰,苔黄厚亦主痰热;口苦心烦,头晕目痛,掣及目珠,皆肝胆痰火上逆之象。肝胆之邪乱于神志,清虚之窍受蒙,神魂为之拂乱,故见心烦、少寐、多噩梦而又有"幻见"。笑为心之声,属痰火内动其性。治当清化痰热,兼平肝宁心为法。

用温胆汤原方,加栀子、黄芩、黄连、夏枯草、蒺藜、龙骨、牡蛎、白芍。

加减进退,服 10 余剂而愈。

**【案例二】**

李某,女,34 岁。患病三载,睡眠不佳,多梦易惊,精神恍惚失常。曾裁剪衣料,持剪直下,衣料裁废,方始知悔,其动作每多如此。与人言则喋喋不休,易悲易哭,不能控制。有时全身发热,自觉有一股风气在皮肤中走窜,忽上忽下,尤以肩膊为明显。两手颤抖,四肢发麻,口苦多涎,脉弦细,舌边尖红绛,苔白。

证属肝胆痰热,日久伤阴动风。口苦多涎,寐少梦多,惊畏而精神恍惚,举止失常,反映了痰热扰心,神志不安。自觉风气走窜,四肢发麻,两手颤抖,脉弦而细,又主血虚风动,络脉失养。治宜清痰热,养血熄风。

用温胆汤原方,另加当归、白芍、何首乌、桑寄生、红花、桃仁、全蝎、僵蚕、钩藤等药。服 30 余剂,逐渐痊愈。

**【按语】**

胆病用此法,而肝病亦可用此法,肝胆为病,每相合而来,故举一反三,存乎其人。

## 三、肝病用药指归

"用药如用兵",向来为医家所重视。医师临证用药,就好像军事家临战用兵,要"知人善任",善于调遣。怎样才能做到善于遣药用方呢? 首先,明辨药物五味之情。《素问·至真要大论》云:"五味入胃,各归所喜,故酸先入肝,苦先入心……"饮食五味各归其所喜,药物五味亦有所喜攻,如辛散、甘缓、酸收、咸软、苦泻。因此,明辨药物五味,便可用药物五味之性去纠正脏腑阴阳气血之偏。

其次,分别五脏苦欲补泻。五脏苦欲补泻出自《素问·脏气法时论》。五脏的苦欲为好恶,违其性故苦,遂其性故欲。欲者是其所好,即补之;苦者是其所恶,即泻之。

既明药物五味之性,又辨明五脏苦欲之理,并结合脏腑寒热虚实的不同程度,以温凉补泻药物来纠正其偏,这就是脏腑辨证用药规律。肝病用药亦毫不例外。

脏腑辨证用药最早见于张元素的《脏腑标本寒热虚实用药式》,以虚实标本为纲,补泻温凉为目来归纳用药,这不但丰富了脏腑辨证的内容,而且能使临床医生执简驭繁地掌握药物的效用,直接提高了临床疗效。后来的医家又大有发展。

肝病辨证用药,除了张元素的《脏腑标本寒热虚实用药式》以外,李时珍的《本草纲目》所列《脏腑虚实标本用药式》沿用了张氏之说,其肝病用药竟达 70 多种;张山雷后来在《脏腑药式补正》中又作了补充;《本草分经审治》也有新的发挥,并以补、散、寒、热、攻、和六类以统之;他如李冠仙、黄宫绣、叶天士、王旭高等皆有建树,说明历代医家对肝病用药分类是比较重视的。

但是,由于药物的性味和功能的复杂性,往往有一药而多能,既能治此脏,又能治彼脏,因而历代医家对肝病用药未有统一意见。为了便于读者更好地掌握肝病用药法度,我们依据历代医家比较统一的意见,结合我们个人的临床体会,整理归纳,附于篇后,以备查考。

**(一)补肝药队**

"虚则补之",凡质厚、味纯、气浓,具有纠正肝脏气血阴阳功能不足的药物,叫做补肝药。以前的补肝药比较局限于补肝血(或滋肝阴),随着肝病研究的深入,我们对补肝气和补肝阳的药物适当做了一些调整和补充。

1. 补肝气  肝以气为用,气强用强,气虚用怯。如肝气虚,不能遂其生、升之性,气血不能上达巅顶,可出现头重如裹,目䀮䀮不能久视,或善太息,精神不畅等症。治疗此症,宜遵"气虚宜掣引之"的原则,运用温升益气之品滋助肝气,以助肝用。

(1)黄芪:甘,微温,归脾、肺经。因其色黄,且具有补气之长,故名曰黄芪。诸家本草只知本品补脾肺之气(有显著疗效),但不知其温、升之性于补肝气尤捷。张锡纯体会较深,他说:"肝属木而应春令,其气温而性喜条达,黄芪之性温而上升,以之补肝原有同气相求之妙用。"(《医学衷中参西录·黄芪解》)这里的"同气相求",意思是说以黄芪之甘温补气,以助肝之生、升之用。其实,《神农本草经》早就指出黄芪主"大风"。其治风的机理无疑是与补肝密切相关。在临床上运用黄芪,其功用可随不同配伍而发生不同的效果。如与发表药同用,能散外风;与养阴清热药同用,能散内风;与补血药同用,能敛痈疽败疮;与利水药同用,能通利小便;与化瘀药同用,能起偏枯不遂之症。凡此等等,黄芪之所以有此功用,在一定程度上是通过补肝气,使气血疏泄调畅,达到活血、熄风、生肌敛疮、利小便的目的。不过,因黄芪性温而升,具有壅滞气机之弊,所以临床应用时,可配合陈皮等理气之品以疏通气机,使其补而不壅。

(2)山茱萸:酸,温,归肝、肾经。本品性温补气,味酸入肝补肝。补气之中具有通利气血之用,酸敛之中又有调畅之能,是以不呆补,不单敛。《别录》云其"通九窍"。张锡纯则更有所发挥,云:"其性不但补肝,而兼能利通气血可知。"(《医学衷中参西录》)张氏不但用其治疗腰膝酸软、阳痿、尿频、遗溺,甚则中气下陷等症,而且用于肝气虚衰欲脱之症。黄宫绣列本品为补肝之品,其说可从。

(3)杜仲:甘,温,归肝、肾经。多数本草专著认为本品补肾,而不知其补肝气。唯《本经》云:"主腰脊痛,补中,益精气,坚筋骨。"因其甘温,重在补中益气,而其专入肝、肾二经,故补肝肾之气是其所长,且"精化于气"。有云本品补肾精,但其补肾精是通过补肝气来实现的,故王旭高、黄宫绣皆以之作为补肝气药。凡头昏、耳鸣、腰酸、夜间多尿等症,用之尤宜。

(4)金毛狗脊:苦、甘,温,归肝、肾经。本品的主要功能是补肝肾,强腰脊。张山雷说:"金毛狗脊,生意最富,经久不枯,通利关节,故善起腰脊之痿弱。""诸筋者皆属于节",关节是诸筋汇合之处,而肝主筋,肝气虚则筋不能动或不能用,筋不能动则关节屈伸不利,所以强腰脊、通关节应补肝气,助肝生、升疏泄之用,使关节利、腰脊强。因此,我们把本品列入补肝气之品。黄宫绣谓其能补肝血,可供参考。

(5)续断:苦,温,归肝、肾经。苦能坚能降,温能补能行。《大明本草》云其"助气,调血脉,补五劳七伤,破癥结瘀血"。因其能调畅血脉,故能"破癥结瘀血"。因其能助气,所以"补五劳七伤"。因此可以说,本品补中有通,温中有化,尤其是肝气虚衰时,将本品作为补肝气之品,确是恰到好处。无怪乎王旭高、黄宫绣皆将其列为补肝气药队。他如羊肝、大枣、鸡肉、人参均有补肝气之长,用于食养亦佳。

2. 补肝阳  凡归经入肝,药性偏温,药味微酸,或配伍后具有温补肝阳作用的药物,皆属补肝阳药。由于"阳虚生内寒""肝虚则生寒",所以肝阳不足易见一派虚寒之象,诸如"肝阳虚则筋无力,恶风,善惊惕,囊冷,阴湿,饥不欲食"(《蒲辅周医疗经验》),皆属肝阳虚衰,治宜温补肝阳。

(1)木瓜:酸,温,归肝、脾经。本品药味至酸入肝,性温而助阳,故列入补肝阳药队。凡肝阳不足,筋脉失养,或寒凝血虚所致转筋,寒湿脚气,皆当选用。江笔花将本品列入补肝药队的次药之中。

（2）沙苑蒺藜：甘、温，入肝、肾经。本品味甘而温，略带涩性，功能重在补益肝肾。张山雷列其为补肝要药。因其温中带涩，对肝阳不足，肾阳虚衰之证，如阳痿、遗精、消渴诸疾，皆有较好疗效。

（3）菟丝子：辛、甘、平，归肝、肾经。本品归肝肾二经，因其温而不燥，"益气力……久服明目"（《本经》），为其所长。本品以补肝阳为主，张山雷、黄宫绣皆将其列入补肝药队。《圣惠方》以本品配伍熟地、车前子制成驻景丸，用以治疗肝阳不足，目视不明等症。肝开窍于目，目视不明皆与肝失疏泄有关。

（4）肉苁蓉：甘、咸、温，归肾、大肠经。一般补阳药多燥，滋阴药多腻，而欲补肝阳只宜温润，辛燥则易伤肝阴。本品甘而性温，咸而质润，补肝阳而不燥，温肾阳而不寒，是以肝肾同补，在补肾阳之中达到补肝阳的目的。

不少医家有"肝无补法"之论，致使温补肝阳药物的研究更乏其人。我们临床体会到，不但肝有补法，而且凡微温微酸专入肝经诸品，皆可作为温肝补肝之药选用。诸如淫羊藿、仙茅、五味子、巴戟天、蛤蚧等，因限于篇幅，这里不多介绍。

3. 养肝血　肝藏血，赖血充其体，敛气以柔其用。若肝血不足，肝体不充，血不制气，不能柔其体而反刚，可致多种病证。诸如头晕、面白、眼花、指甲及舌质色淡、少华、妇女月经量少或停经等，是临床最常见的症状，治宜遵照"血虚宜濡养"的原则，作补养肝血之治。

（1）当归：甘、辛、温，归肝、心、脾经。药名当归，是说本品既善补血活血，且以其辛香善走，又善通气分，使气血各有所归，故名。本品能升能降，能补能动，故用治血滞、血瘀、血枯诸证，尤以补肝血为其所长，因肝藏血，血虚多有所滞。本品能补肝血而行肝滞，例如与白芍、甘草同用以柔肝止痛；与红花、桃仁同用以疏肝化瘀；与党参、黄芪同用以补气生血。张锡纯谓"其能生血即能滋阴"，是属于推理之论，不能轻信。因本品毕竟辛散温通，气火偏盛者仍宜慎用之。

（2）何首乌：甘、苦、涩，微温，归肝、心、肾经。发为血之余，发黑则血气盛，发白则血气虚，因其补肝血力胜，能乌须发，故名。《本草纲目》云："养血益肝，固精益肾，健筋骨，乌髭发，为滋补良药。不寒不燥，功在地黄、天门冬诸药之上。"本品滋而不腻，补而不滞，江笔花、王旭高、黄宫绣皆推其为补肝血之上品,益信其价值。

(3)阿胶:甘,平,归肺、肝、肾经。胶类品种甚多,鹿、龟、鳖诸胶皆腻,唯本品最为平和,甘平而能润肺燥,质黏而能养肾水,然其所贵之处,仍以补养肝血为尤胜。但其温肾不及鹿角胶,潜阳不及龟板胶,滋阴不及鳖甲胶,补脾不及霞天胶。因其黏腻,善于凝固血络,故又有止血之功。但毕竟属黏腻之品,脾胃虚弱者忌用,即便是实热或挟有瘀滞的患者,也不要早用,因早用反有留瘀之弊。

(4)鸡血藤:辛、甘、温,归肝经。甘缓能补,辛散能通,专入肝经,养血活血,善养善行,能补能通。《本草纲目拾遗》云:"治老人气血虚弱,手足麻木,瘫痪等症;男子虚损,不能生育及遗精白浊;男妇胃寒痛,妇女经血不调、赤白带下,妇女干血劳及子宫虚冷不受胎。"其应用范围之广,皆因其补肝血之故。若取汁熬膏,名曰"鸡血藤胶",其力尤胜,于老人、妇人尤为适宜。

(5)熟地:甘,微温,归肝、肾经。熟地甘温,滋阴补肾,因其能滋肾,通过滋肾而达养肝目的,故多数本草书将其列为补血药,且在滋养肝血方中经常使用,但因其质柔润,脾弱有湿及痰多气郁患者皆不宜用。必要时亦可与理气及芳香健胃药同用,以防其滋腻。与首乌相比,其滋阴之力稍胜。

4. **滋肝阴**  凡药性甘凉、甘平、甘寒或甘咸,具有滋养肝阴、柔和肝体等功能的药物,称为滋肝阴药。肝体阴而用阳,若肝体不足,阴血亏损,可见头晕、两目干涩发蒙、口干便结、舌绛少苔等症,治宜滋养肝阴。因肝肾精血同源,故滋肾阴之品,又多有养肝阴之力,是以历代医家未作严格划分。我们根据临床体会,归纳几种主要药物,介绍如下。

(1)白芍:苦、酸,微寒,归肝、脾经。因其味酸,善敛摄肝脏自动之风阳;因其味苦,苦能泄热,能入胆而益胆汁,且平肝阳之上亢;因其微寒,善泻肝胆之热以疗痢疾后重,但护养肝阴之力为其所长。如平肝与石决明、钩藤同用;补肝血常与当归配伍;疏肝气常与青皮、柴胡同施;消瘀血常与桃仁、红花同配。其配伍之用,皆取其味酸入肝,有护阴之长,临床运用时,宜与赤芍鉴别。

(2)黄精:甘、平,归肺、肾、脾经。甘者缓之,甘缓以疗肝苦急之证,其作用有二:一是填精,补肾精益肝血,《本草纲目》云其"补诸虚……填精髓";二是益气,五脏诸虚皆可用之,《别录》谓其"主补中益气,除风湿,安五脏"。一物而兼两能,填精而不腻,益气而不燥,既双补气血,又调理脾胃,诚为滋养之上品。

(3)女贞子:甘、苦,凉,归肝、肾经。本品甘苦性凉,补中有清,补而不腻,清而不寒,既滋肾水,又养肝阴,尤为补肝肾要药。临床用于肝病眩晕、耳鸣、腰膝酸软等症。《本草纲目》谓其"强阴,健腰膝,变白发,明目"。与旱莲草配伍,方名二至丸,成为养阴名方,其养阴之力不在地黄之下。

(4)枸杞:甘,平,入肝、肾经。枸杞偏温还是偏凉,历代医家对此有争议。有人谓其能兴阳道,性偏温;王旭高、张山雷谓其善补肝阴,善养肝木。考其味甘多液,滋补肝肾之阴尤良;性偏微凉,退阴虚潮热之证弥佳。张锡纯云:"惟枸杞能补益元阴,与先天元阳相济,是以有此功效。"(《医学衷中参西录》)确诊为阴虚发热,其退热之功甚宏。但与其根地骨皮的效用有别,地骨皮性凉而长于退热,本品则性微凉而偏于滋阴,临床应用时宜加以鉴别。

(5)生地黄:甘、苦,寒,归心、肝、肾经。其味甘缓滋阴生津,味苦而清热凉血,且甘重于苦,尤以滋阴养血为长,对于阴虚阳亢,血虚风燥,心烦内热等症,具有卓效。生地黄的品种有鲜、干两种,以干生地多用于滋阴;熟地黄甘而不苦,更长于滋阴。但本品苦而兼寒,又能生血凉血,故临床常生熟地同用。

(6)黑芝麻:甘,平,入脾、肺、肝、肾经。黑芝麻与大胡麻功能相近。芝麻甘平多脂,润燥滋阴,对于肝肾阴亏,血燥生风所致头晕目眩、耳鸣、肢麻等症,药食咸宜。大胡麻味甘微温,柔养肝木,熄风潜阳,临床上可互代。张山雷说:"芝麻脂液尤多,润泽妙品","胡麻柔润,能养液以柔肝木,故亦为潜息风阳之药"。

他如乌梅、人乳等亦属滋肝之品,临床可随证选用。

**(二)抑肝药队(包括平肝镇肝)**

当遵照"高者抑之""惊者平之"的原则,运用抑降药物以抑制肝胆升浮之火,或用甘寒、咸寒、辛甘之品以平降肝气之横逆,或用金石类药物以潜镇肝阳。若细分之,抑肝、镇肝、平肝又略有区别:抑肝宜于肝气上逆;平肝宜于肝气横逆上扰,但化火动风不明显;镇肝宜于肝阳化火动风。因其总的作用相近,故归在一起讨论。

(1)菊花:辛、甘、苦,微寒,归肝、肺经。本品辛甘苦三味俱备,辛散轻清凉泄,甘凉益阴,苦寒泄热,既善解外感风热之邪,又善消内伤头目风热,尤其是肝阳上升、肝风内动所致头晕目眩等症。其平肝熄风之效卓著,《药性论》云:"能治热头风旋倒地,脑骨疼痛,身上诸风令消散。"但因其品种有别,作用略有不同:白菊花多用于平肝明目,杭菊花善于疏散风热,以杭州产者为佳。

(2)钩藤:甘,微寒,归肝、心包经。肝与心包同属厥阴之经。本品专入厥阴,以其甘而微寒,既清热平肝,又熄风定痉,且长于熄风止痉,被王旭高列为平肝药。本品毕竟气味俱薄,不宜单独入药,入煎剂宜另包后下为佳。

(3)天麻:甘、辛,平,归肝经。"内动之风非天麻不能疗",其祛风实为上品,以其善入肝,既定内动之风阳,又疏外感之风痰,内伤外感,虚实诸风,皆为要药。同散药配伍则治外风,同补药配伍则治虚风,味虽辛甘,辛而不散,甘而不滋,且其药力尚单薄,可配伍应用。

(4)代赭石:苦,寒,归肝、心经。本品色赤,易入血分,苦寒而质重,寒能泻热,重能镇逆;平肝气之上逆,降内动之肝阳,尤有卓效。临床用于眩晕、耳鸣、噫气、呃逆等症。张锡纯说:"赭石色赤,性微凉。能生血兼能凉血,而其质重坠,又善镇逆气,降痰涎,止呕吐,通燥结,用之得当,能建奇效……且性甚和平,虽降逆气而不伤正气,通燥结而毫无开破,原无需乎煅也。"(《医学衷中参西录》)但证属虚寒者,不宜服用。

(5)石决明:咸,寒,归肝经。本品专入肝经,咸能软能泻,质重能镇能潜,具有镇肝清热、滋阴潜阳的效能。其所异者,较之一般潜镇之品,本品尤有补肝阴之长,是以镇中带补,用于阴虚阳亢者尤宜。

(6)珍珠母:咸,寒,归肝、心经。本品主要用于平肝潜阳(症如头眩、耳鸣),以及治疗心肝火旺的神志病证。因其既无益阴之功,又乏解毒之力,远不及珍珠粉之力专而宏,但珍珠粉昂贵,故临床常将本品与养阴或泻火之品配伍,以代替珍珠粉。

(7)磁石:咸,寒,归肝、心、肾经。磁石质重咸寒,在镇潜之中,又有摄纳肾气之功。张山雷云:"磁石质重,而具有吸引之性,能入肾肝血分,收摄上浮之气焰。"因此,其不同于石决明、珍珠母、牡蛎等潜镇之品,妙在有补肾之力,故与补阴药同用,可用于肾气虚弱的气喘。

(8)牡蛎:咸,微寒,归肝、胆、肾经。生用潜镇,煅用固涩。肝病临床多用生牡蛎,以平肝潜阳。张山雷云:"牡蛎咸寒,虽介属坚甲,而多粉质,入煎剂自有力量,迥非石决、蛤壳等之坚硬、无气无味者可比。"此外,临床家有用于怒惊恚气伤及肝胆者,如柴胡加龙牡汤、桂枝加龙牡汤等,因其镇惊之作用较强;也可用治温疟,如《神农本草经》谓其治温疟;因其咸能软坚,配贝母可治鼠瘘、瘰疬。

(9)玳瑁:甘、寒,归肝、心经。气味甘寒,有清热解毒之力;质坚体重,又有清心平肝之功。清热解毒之中又长于固摄真阴,非一般清热解毒之品可比,又非一般滋阴之品所能,是以清中有补,补中能清,清补兼施,具涵养之力。张山雷说:"玳瑁亦介类,其色深青而紫,故直入肾肝,滋阴益血……凡真阴不摄,虚火升腾,变生诸幻者,以之吸引于下,涵阴潜阳,最为必需之品。"秦伯未谓:"治血虚头晕,效果良好。"可见其清补兼能之功。

(10)羚羊角:咸,寒,归肝经,兼入心、肺两经。本品咸寒,入肝经血分,既善清肝热,平热极之风,又善散血解毒,凉血中之斑疹。凉无寒遏之弊,透有转气之功,清中有透,能里能表。《本草纲目》说:"肝主木,开窍于目,其发病也,目暗障翳,而羚羊角能平之;肝主风,在合为筋,其发病也,小儿惊痫,妇人子痫,大人中风搐搦及筋脉挛急,历节掣痛,而羚角能舒之。魂者,肝之神也,发病则惊骇不宁,狂越僻谬,魇寐卒死,而羚角能安之。血者,肝之藏也,发病则瘀滞下注,疝痛毒痢,疮肿瘘疬,产后血气,而羚角能散之。相火寄于肝胆,在气为怒,病则烦懑气逆,噎塞不通,寒热及伤寒伏热,而羚角能降之。"可见羚羊角用途之广,总而言之,是清肝经血分邪热以定风。

(11)龟板:咸、甘、平,归肾、肝经。本品咸甘而平,咸入肾,甘缓筋,滋阴益肾、潜阳熄风是其所长,尤宜于阴虚生风的肝风证。张山雷说:"龟板滋阴潜阳……然富有脂膏,力能滋镇,以助培植,则本根既固,庶无拨动之虞,尤为善后必需之品。视金石镇坠之取效一时,专治其标者,又有上下床之别。"胶名"龟板胶",其力尤胜。

(12)鳖甲:咸,微寒,入肝经。咸走血而能软坚,性偏寒而能泄热,气味皆清,滋阴涵阳尤佳。潜阳以摄纳为上,软坚又有入络之功,去恶生新,可用治阴虚风动及疟母等症。

(13)全蝎:辛,平,有毒,归肝经。因蝎善窜,尤易入肝搜风,活络止痛,舒筋止痉。临床多用治一切急慢惊风,偏正头风,中风偏瘫,破伤风等症。入药多用蝎尾,与蜈蚣配伍有相得益彰之妙。

(14)蜈蚣:辛,温,有毒,归肝经。辛温入络,性灵走窜,内而脏腑,外而经络,能开气血之凝聚,善消一切疮疡诸毒,可熄内动之肝风,且其搜逐之力尤强。与全蝎功效相近,但力更峻猛。

总之,抑肝、镇肝、平肝,以介类潜阳第一,以金石类重镇为妥,但切忌叠床架屋,堆药成方。

### (三)清热药队

凡遵照"热者寒之"的原则,具有苦寒、甘寒之性,能清解肝热、清泻肝火的药物,统称清肝药,宜于肝热、肝火实证。

(1)丹皮:苦、辛,微寒,归心、肝经。《本草纲目》云:丹皮"和血、生血、凉血,治血中伏火,除烦热"。肝藏血,心主血。本品苦辛微寒,入心肝血分,既清血热,又散血止血,清中有散,行中有生,是清肝凉血之妙品。

(2)黄芩:苦,寒,归肺、胆、脾、大肠经。苦寒本为直折之品,唯黄芩则以清宣为上,凡气郁作热,皆可用之,尤以肝胆郁热,用之更佳。以其善入肝胆,故清肝胆之热是其所长。且随不同配伍而产生不同功用,如配柴胡解气分热结,配芍药清血分伏热,清宣而不凉遏。

(3)龙胆草:苦,寒,归肝、胆经。本品大苦大寒,性善沉降,泻肝胆实火,清下焦湿热,多用于肝火证及肝胆湿热黄疸,若肝阴不足者忌用。

(4)山栀子:苦,寒,归心、肺、三焦经。苦寒泄热,清中有降,性缓而行,多经可入,尤以清三焦浮越之火,除胸膈懊恼之烦热,以及肝火肝热,为其所长。本品配豆豉轻宣胸膈烦热,配黄芩退气分热,配丹皮清血分热,配菊花、甘草清肝明目,配茵陈、黄柏能利胆退黄,配大黄能消瘀泄热,且其清热作用以轻宣为上。

(5)青黛:咸,寒,归肝经。青黛专入肝经,味咸能软,能直入血分,非苦寒直折可比,有养阴退热之功,具有凉血解毒之力。秦伯未说:"肝热久郁,舌绛唇红,用一般养阴清热不除者,用青黛最佳。"肝脉弦而有湿,青黛亦为对症之剂;肝火冲逆吐衄之症,每多用之。

(6)夏枯草:苦、辛,寒,归肝、胆经。《滇南本草》谓本品"行肝气,开肝郁……散瘰疬,周身结核"。辛能散能行,解肝之气机郁结;苦能清能降,泄肝胆之郁火。临床多用于头目眩晕,性情急躁,失眠多梦,以及颈项瘰疬等症。散结可配玄参、贝母;清肝可配菊花、山栀子;肝阳上亢可配石决明、草决明。

(7)牛黄:苦,凉,归肝、心经。《本经》云:"主惊痫寒热,热盛狂痉。"惊痫多缘于心肝热盛。因本品气味芳香,能清心豁痰开窍,加之其入肝,对肝热生风,风火相搏之证,能起到凉肝泄热之效。凡肝心热炽神昏,为散分吞,其效尤佳。

(8)芦荟:苦、寒,入肝、胃、大肠经。苦寒泄热,平泻肝火,较龙胆草尤峻,且有通便之功,故肝热神昏腑实者用之尤宜。

(9)青蒿:苦、辛,寒,归肝、胆经。苦寒气香,香能悦脾,苦能泄热,善清肝胆血分之热,又不犯冲和之气,且启阴分伏热而外透,止疟、退骨蒸又有奇功。肝病阴分伏热,用之尤宜。

(10)茵陈:苦、辛,微寒,归肝、胆、胃、脾经。苦辛微寒,透肝胆郁热,宣脾胃湿滞,治黄疸有奇功。临床运用每多配伍他药,治疗湿热郁滞者,用量可略大。

近年来,我国广大医务人员发掘了不少有较好疗效的清肝泄热解毒中草药,如虎杖、垂盆草、板蓝根、贯众、大青叶等,已被广泛用于治疗肝胆疾病,限于篇幅,这里从略。

### (四)疏肝理气药队

凡遵照"木郁达之"和"疏气令调"的原则,具有辛散香窜等性味,可达疏肝理气作用的药物,叫疏肝理气药。临床用治肝气郁结,症见胸胁胀满疼痛,或巅顶及前额两侧胀痛,少腹、睾丸均胀痛等。因理气药大都香燥耗散,能损伤阴血,临床宜与他药配伍应用,中病即止。

(1)柴胡:苦、辛,微寒,入肝、胆经。柴胡虽具有辛散作用,但非单纯解表剂。《本草从新》云:"柴胡……宣畅气血,散结调经","人第知柴胡能发表,而不知柴胡最能和里"。柴胡贵在和里,是因为辛能散,苦能降,解肝气之郁结尤佳。如配黄芩和解表里,配升麻升阳举陷,配枳壳升清降浊,配黄连清散郁火,配白芍疏肝止痛,配香附疏肝解郁,配白术调和肝脾,配郁金、丹参疏肝化瘀,凡此等等,说明柴胡能表能里,能上能下,能散能收,只要配伍得当,用之自无流弊。但因其气味俱薄,偏于升散,对肝肾阴虚或气火上逆的患者,用之宜慎。

(2)青皮:苦、辛,温,入肝、胆经。青陈皮皆能理气,但作用有别,其中陈皮理脾肺之气尤佳,青皮则长于疏肝理气止痛,药性峻烈,沉降下走,走而不守,病在肝胆气分尤宜。若肝脾同病或肝胃不和者,与陈皮同施。

(3)香附:辛、微甘、微苦,平,入肝、三焦、脾经。前人谓香附为"气病之总司,妇科之主帅",虽然比喻偏激,但却说明本品为疏肝理气要药。从性味而论,一物而兼辛散、甘缓、苦降之能,又无偏寒偏热之弊,疏肝之中又利三焦,理气之中兼和血分。因其香窜耗气,入药多用醋、酒、盐、姜汁、童便等分别予以炒制,既制其香窜之性,又增其不同的功效。

(4)川楝子:即金铃子,苦,寒,有小毒。历代医家对本品的归经及作用有不同说法,或谓入心及小肠经,或谓入肝、脾、胃经,或谓入诸经。《本草分经审治》云其"泻肝火",《中国医学大辞典》云其"泄肝邪,治肝气痛、肝气胀,为泻肝泄热良品,肝经腹痛及疝痛要药"。临床多用其治疗气郁化火、肝气横逆所致的脘腹胁痛或小肠疝痛,以及湿热下注所引起的睾丸肿痛。可见,以本品主要作用而论,不应列为杀虫剂。

(5)香橼:辛、苦、酸,温,入肝、脾、肺经。入肝以理气舒肝,入脾以导滞理脾,既疏肝理气,又顺气化痰,虽气清香,却无劫燥之弊,对肝胃不和属气滞者尤有卓效。

(6)佛手:辛、苦、酸,温,入肝、脾、胃、肺经。佛手功同香橼,清香之气尤胜,疏肝理气,理脾开胃。临床多用于肝胃气滞,脘腹胀痛,嗳气呕吐等。

(7)玫瑰花:甘、微苦,温,入肝、脾经。味甘微苦入肝以柔养肝木,气芳香入脾以醒运脾湿,理气柔肝之中又能活血,是以气血同治,为理脾柔肝之通用剂。临床用于肝胃气痛,胁部闷胀,妇女月经不调,损伤瘀痛诸证,皆有良效。

(8)路路通:苦、微涩,平,入肝、肾经。味苦而具通利之性,微涩而有活血通络之能,既可用于肝络不和之证,常配伍旋覆花汤,又有利水消肿之能,如用于浮肿等症,是肝病活络常用之品。

(9)橘叶、橘核:橘叶苦平,橘核辛苦温。二药皆专入肝经,以疏肝理气为其所长。但不同的是:橘叶疏通肝络,治胁痛及妇女乳房胀痛尤佳;橘核长于散结止痛,多用于男子睾丸肿痛、小肠疝气等症。

### (五)温肝药队

凡遵"寒者温之"的原则,气味甘温,具有温中散寒作用,用以治疗肝寒实证的药物,叫做温肝药。凡症见面色青白,肢冷而麻,畏寒,甚则呕酸上气,痉挛拘急,或剧烈疼痛等,皆可用之。

(1)桂枝;辛、甘、温,入心、肺、膀胱经。桂枝功能甚广,非单纯解表药。《本经疏证》云:"其用之之道有六:曰和营,曰通阳,曰利水,曰下气,曰行瘀,曰补中。"仲景善用桂枝,亦非单纯解表,如治短气之苓桂术甘汤取其升,治奔豚之桂枝加桂汤取其降,治外感咳喘之大、小青龙汤取其散。究之。其温降作用尤为其长。桂枝所以降逆是因其具有平肝、理肝、养肝作用。张锡纯说:"桂枝……善抑肝木之盛使不横恣……又善理肝木之郁使之条达也。"(《医学衷中参西录》)王旭高列肉桂以补肝阳,实不如桂枝温肝之力专。

(2)沉香:辛、苦,微温,多认为入脾、胃、肾经,很少谈到入肝经。以其辛温,能温能散,能降能纳。温肝是以温中散寒为长,纳肾是以收敛肾气为用,临床多用于七情怫郁,气逆气厥等症,若配伍得当,其作用与用途更广。《本草求真》谓:"同丁香、肉桂,则治胃虚呃逆;同紫苏、白豆蔻,则治胃冷呕吐;同茯苓、人参,则治心神不足;同川椒、肉桂,则治命门火衰;同肉苁蓉、麻仁,则治大肠虚秘。"可见本品温肝之作用实不为次。

(3)肉桂:辛、甘,大热,入肾、脾、心、肝经。辛甘大热,温通血脉,温肝之用强。《本草求真》云:"盖因气味甘辛,其色紫赤,有鼓舞血气之能,性体纯阳,有招导引诱之力。"临床中常配伍应用。如配当归、干姜、熟地等,方如理阴煎,治虚寒痛经;配八珍汤等,方如十全大补汤,治气血两虚;以本品为引,组成阳和汤,治寒性疮疡;若反配知母、黄柏,方名滋肾丸,治下焦湿热。其回阳救逆之功不及附子;温肝散寒,和血通脉之功不及桂枝。因其辛甘大热,阴虚阳亢者及孕妇均当忌用。

(4)小茴香:辛,温,入肝、肾、脾、胃经。以其辛温散寒,芳香疏肝理气,既暖肾又长于止痛,临床多用于治疗肝病寒凝气滞疝气等症。暖肝煎、香橘散即是。

(5)吴茱萸:辛、苦,热,有小毒,入肝、脾、肾、胃经。味辛苦,辛散苦降之能并长,性热燥烈,又专于温中止痛,降逆止呕。其作用机制如下:①散厥阴寒邪,如头痛、干呕、吐涎沫之吴茱萸汤证;②温降胃中之浊气,调和肝胃而止呕吐酸水,如左金丸证;③舒筋脉寒湿之邪,如寒湿脚气之鸡鸣散证。总之,辛开苦降之中善于降,善下行也。

(6)艾叶:辛、苦,温,入肝、脾、肾经。苦燥而辛散,芳香而温通,专入三阴经。肝病用艾叶,主要取其温通气血,暖经脉,通寒湿,多侧重于妇科,如调经、治崩及产后出血等。

(7)荔枝核:辛、微苦,温,入肝、胃经。本品取其辛温之性,疏肝胃之气滞,散血脉中之寒湿,对肝经血分寒湿气滞所致疝痛、睾丸肿痛、男女脘腹胀痛及妇女少腹刺痛等,皆有效验。《本草备要》云:"甘涩而温,入肝肾,散滞气,辟寒邪。治胃脘痛,妇人血气痛。"

### (六)和肝药队

"和"即调和。和肝是指调和肝脏气血而言;它不同于苦辛并用,调和肝脾。凡是具有调和肝脏气血作用的药物,都属和肝药。秦伯未说:"和肝药包括活血……进一步即为行血祛瘀。"

(1)川芎:辛,温,入肝、胆、心包经。以其辛温香窜,走而不守,故为血中之气药。即是说行血中之气滞,能上行巅顶,下达血海,外彻皮毛,旁通四肢,既活血行气,又开郁止痛。气滞血瘀,多配伍柴胡、郁金、香附;血虚当补,需佐本品以温通,使补而不滞。因其辛窜,凡血虚、血燥、肝火、肝阳等证,皆宜慎用。

(2)赤芍:苦,微寒,入肝经。因其味苦微寒,善入肝经血分,故活血之中兼有凉血散瘀之能,活血之力较丹皮为大,凉血之力不及丹皮,若肝火旺而目赤肿痛者,每多用之,以其泻肝火故也。《药品化义》云其"泻肝火",但需佐入菊花、薄荷以轻宣。

(3)丹参:苦,微寒,入心、肝经。俗语云:"一味丹参饮,功胜四物汤。"本品非以补血为长,却以活血为专,以通为补。因其苦能降泄,微寒清热,专入心肝血分。入肝养血活血,祛瘀生新;入心"补心定志,安神宁心"(《滇南本草》)。临床多用于癥瘕、经闭、心腹刺痛等症,以其软缩肝脾为优。

(4)郁金:辛、苦,寒,入心、肝、胆经。因其苦寒能清能降,辛苦两兼,能开能降,且其芳香宣达之性,善入气分以清气行气,故既理气分之郁结,又善解血分之瘀热。《本草备要》云其:"宣,行气解郁;泻,凉血破瘀。""辛苦,气寒,纯阴之品,其性轻扬上行,入心及包络,兼入肺经。凉心热,散肝郁,下气破血。"临床多用于肝病气滞,胸胁胀满疼痛,或癥瘕初期。因产地不同,有川、广之分,作用大致雷同。

(5)玄胡索:辛、苦,温,入肝经兼入脾经、心经。本品系气血双调之品,既行血中之气,又行气中之血,以温通为主。临床多用于肝病胁痛、脘痛等症,其他气滞血瘀疼痛,悉可用之。其镇痛作用明显。

(6)桃仁:苦、甘,平,入肝经,兼入心、大肠经。本品含脂质润,苦甘性平,善入肝经血分,兼能润燥,既破瘀行血,又养血润肠,随其配伍不同,而作用甚广。如配理气药,治胸胁络痛;配滋阴润燥药,治阴亏津枯便秘;配大黄、山甲、红花等,治瘀血肿痛;配芦根、冬瓜仁、薏苡仁等,治肠痈、肺痈。肝病多用其活血化瘀,量大则化瘀,量小则活血,一般不宜大量使用。

（7）红花：辛，温，入肝经，兼入心经。其性味辛温，能散能通，多用以通经止痛、消癥。肝病脉络不通而瘀滞，表现胁痛、癥瘕等症，皆可用之。因产地不同，作用有别。藏红花性偏甘寒，与草红花有类似的作用，且更有凉血解毒之功，用量宜酌。《本草衍义补遗》曰："破留血，养血，多用则破血，少用则养血。"

（8）三棱：辛、苦，平，入肝、脾经。三棱的作用主要在于苦平泄降，活血祛瘀，行气止痛。对其药用作用尚有不同看法：一种认为本品力峻，以致后来视为慎用之品。《本草纲目》云："其功可近于香附而力峻，故难久服。"另一种认为，本品大能和气血，为常用之品。张锡纯说："若与参、术、芪诸药并用，大能开胃进食，调血和血。"并谓其"治女子瘀血，虽坚如铁石，亦能徐徐消除，而猛烈开破之品转不能建此奇功，此三棱、莪术独具之良能也。而耳食者流，恒以其能消坚开瘀，转疑为猛烈之品而不敢轻用，几何不埋没良药哉"。临床诊治肝病，本品配莪术善消肝脾肿大。

（9）莪术：苦、辛，温，入肝、脾经。苦泄温通，善行气破血，化积消癥。临床上常与三棱配伍，两者比较，活血之力三棱优于莪术，理气之能莪术优于三棱。临床多用治肝病瘀血积久坚硬，或肝脾肿大。

（10）田三七：甘、微苦，温，入肝、胃经。其功用长于止血化瘀，消肿止痛，止血而不留瘀，化瘀而不伤正。用黄酒送下，止痛之效速；配活血行气之品，消肿之能尤显。无怪张锡纯有谓："由斯观之，是三七一味，即可代《金匮》之下瘀血汤，且较下瘀血汤更稳妥也。"可谓经验之谈。

（11）泽兰：苦、辛，微温，入肝、脾经。味苦辛而气香，善入脾而理滞。《本草经疏》云："主大腹水肿，身面四肢浮肿，骨节中水气。"性温通达，善入肝，有治血行瘀消肿之功。《本草求真》云："泽兰茎方叶毛，虽书载有和血舒脾、长养肌肉之妙，然究皆属入脾行水，入肝治血之味。"临床多用于治疗妇人经闭，通经散结而不伤正。肝病气血郁滞，脾不健运，水湿不化者，用之效果较好。

（12）月季花：甘，温，入肝经。本品长于行气滞，畅血运，止疼痛，是气血双理之品。用于肝郁气滞，经脉瘀阻诸证。妇人月经不调，或经期拘挛性腹痛等症，临床皆可用之。

综上所述，我们在前人有关肝病用药归类的基础上，综合诸家之长以及我们的临床实践，对肝病用药作了初步归纳和整理，共分为补、抑、清、疏、温、和六类。在每一类药队中,对常用药物作了扼要的阐述,但因每一类药队之间,可根据不同病证的内在联系,互相配伍成方,而每一类药队中,还有一些药物未作归纳阐述,这就说明我们还必须了解每一药性之间的主治功能,并进而了解其多方面作用,临床上才能运用自如。

# 方剂索引